惜余医案

龙砂医学丛书 医案篇

清·柳宝诒 著

玩月轩主人 抄录

陈居伟 校注

U0206312

中国健康传媒集团
中国医药科技出版社

内 容 提 要

　　本书为清末医家柳宝诒著。全书1卷，共收载140则医案，未分门类，各案症状、病机、治法及方药记叙详细，辨时、辨人，遣方用药，发明颇多。本书可为中医临床、科研及教学工作者，学习研究近代江南地区疾病及龙砂医家用药特点提供参考。

图书在版编目（CIP）数据

　　惜余医案 /（清）柳宝诒著；玩月轩主人抄录；陈居伟校注 . — 北京：中国医药科技出版社，2019.5
　　（龙砂医学丛书）
　　ISBN 978-7-5214-0890-4

　　Ⅰ . ①惜… 　Ⅱ . ①柳… ②玩… ③陈… 　Ⅲ . ①医案—汇编—中国—清代
Ⅳ . ① R249.49

　　中国版本图书馆 CIP 数据核字（2019）第 041017 号

美术编辑　　陈君杞
版式设计　　也　在

出版　**中国健康传媒集团** | 中国医药科技出版社
地址　北京市海淀区文慧园北路甲 22 号
邮编　100082
电话　发行：010 - 62227427　　邮购：010 - 62236938
网址　www.cmstp.com
规格　710×1000mm ¹⁄₁₆
印张　6 ¹⁄₂
字数　70 千字
版次　2019 年 5 月第 1 版
印次　2020 年 3 月第 2 次印刷
印刷　三河市万龙印装有限公司
经销　全国各地新华书店
书号　ISBN 978-7-5214-0890-4
定价　**28.00 元**

无锡市龙砂医学流派研究所创立

中华医药　博大精邃
流派纷呈　各具优势
锡澄毗邻　钟灵毓秀
龙砂医派　杏苑崛起
经方膏方　五运六气
歧黄薪代　懿欤盛哉

九六叟朱良春谨贺　癸巳秋

国医大师　无锡市龙砂医学流派研究所终身名誉所长　朱良春　题词

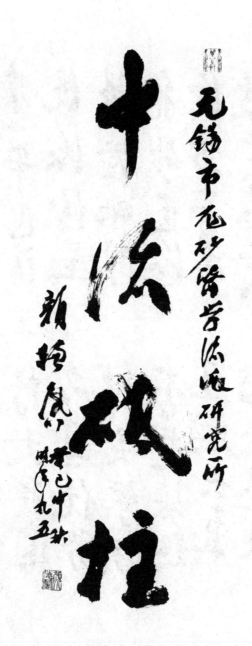

中流砥柱

无锡市龙砂医学流派研究所

颖拂风门书己午中秋

国医大师　无锡市龙砂医学流派研究所终身名誉所长　颜德馨　题词

陈　序

　　在中医药学几千年发展的历史长河中，形成了很多流派，学术上，他们各具特色，我主张对各医学流派应不存偏见，博采众长。近年来，国家中医药管理局对中医学术流派的发展很重视，在2012年确立的首批中医学术流派传承工作室建设项目中就有发源于无锡江阴的龙砂医学。

　　江苏无锡自古文风昌盛，历代贤达辈出，中医氛围浓厚。基于元代著名学者陆文圭奠定文化基础，经明、清两代医家的积累，在苏南地区形成了这样一个有较大影响的学术流派，姜礼、王旭高、柳宝诒、张聿青、曹颖甫、承淡安等著名医家都是其中的代表性人物。更可喜的是，近十年来，龙砂医学的传承与发展工作做得卓有成效，龙砂医学诊疗方法已被确立为江苏省传统医药类非物质文化遗产代表性项目，在全国的影响力越来越大。

　　这个流派中的医家有一个很重要的学术特色，就是重视《黄帝内经》五运六气学说的研究与应用。20世纪50年代，我初学中医，听蒲辅周老先生结合临床实际讲解吴鞠通《温病条辨》和王孟英《温热经纬》，他非常细腻地讲解历时久远的"运气学说"，讲述五运主病和六气为病。当时因为我刚从西医转而初学中医，听了并不能很好理解。年岁大了，临床医疗经验多了，现在回想，季节寒暑昼夜等对人体及疾病的影响，体现了"天人相应"的道理。这门学说值得进一步深入研究。

中医药学作为我国优秀传统文化中具有原创性的医学科学，越来越受到世界关注。中医药值得"像宝库金矿一样去挖掘"，并需要结合现代科学技术方法继承和创新。比如，20世纪80年代，我们发现清宫医案中蕴藏着巨大的学术价值，于是我们埋头苦干，查了3万多件档案，在其中发掘了大量有价值的文献，这些理论知识和临床经验对现代中医临床仍有积极影响。

传统中医学是古而不老，旧而常新，永远富有生命力的。继承发展中医药精髓、提高临床疗效，要厚古不薄今，温故且知新。

不同学术流派在中医药大的框架下形成一源多流、百家争鸣、百花齐放、精彩纷呈的学术生态，对于丰富临床诊疗手段、促进中医人才培养，具有重要价值。裘沛然先生曾说过："中医学术流派是医学理论产生的土壤和发展的动力，也是医学理论传播及人才培养的摇篮。"

今有无锡市龙砂医学流派研究所同道，编辑出版《龙砂医学丛书》，致力于将该地域独具特色的龙砂医学流派学术精华与特色技艺进行发掘整理与推广，这是对龙砂医学活态传承的重要举措，更是打造无锡中医文化品牌的标识性工作，是一件十分有意义的事，书稿既成，邀我作序，书此数语，以表祝贺！

中国科学院院士

国医大师

2019 年 1 月 20 日

夏　序

　　中医学术流派是中医学在长期历史发展过程中形成的具有独特学术思想或学术主张及独到临床诊疗技艺的学术派别。发源于我的家乡江阴华士地区的龙砂医派就是中医学术流派中的翘楚。龙砂医派，自宋末元初，绵延数百年，传承至今，医家众多，医著丰富，学术特色鲜明。

　　学派中学术是灵魂，中国古人讲，人的一生要立德、立功、立言，学术正是这"三立"的根本，可以说，我一生都是为了中医学术的发展，我把中医学术视作我的生命。

　　龙砂医学流派的一个重要学术特色就是重视五运六气学说的临床运用。运气学说是中医学比较高层次的理论问题，它是一门气象气候医学，虽然重在预测疾病，但更重要的是应用于临床治疗上所取得的效果，搞清楚了这门学说，我们可以提升中医治病、保健和预防疾病，特别是治未病的水平，有很重要的价值，我希望大家能很好地学习，以使中医发扬光大，更重要的是为全国人民、为世界人民的健康做出更大的贡献。

　　龙砂医学流派的运气学说，还有其自身特点。首先，掌握和运用该学说的医家形成群体，蔚然成风，卓然成派；另外，他们在深耕理论的同时，尤其注重临床实践，将理论与临床有机结合起来；再有，他们秉承实事求是的学风，灵活运用运气，王旭高先生就说过"执司天以求治，而其失在隘；舍司天以求治，而其失在浮"。所以我在给龙砂医学流派相关活动的题词中就明确提出过"龙砂运气学"这个说法。

锡澄比邻，历史上这一带医家之间相互交流颇多。很多江阴医家到无锡城行医，或者两地医家之间有交叉师承关系。譬如，张聿青的学生有江阴吴文涵；我的启蒙老师夏奕钧先生是著名的朱氏伤寒的代表医家朱莘农的弟子，而朱氏晚年悬壶无锡，并和他的兄长朱少鸿一样对沈金鳌的《沈氏尊生书》多有青睐。我们讲流派，除了学术外，还要流动，也就是有一定的辐射度。

2013年，无锡市龙砂医学流派研究所成立，聘请我担任高级学术顾问，这些年他们在非遗挖掘、学术整理、技艺传承、流派推广等方面做了很多卓有成效的工作，尤其是顾植山教授在全国各地传播龙砂运气学说，黄煌教授致力于经方的教学普及推广与国际传播。

顾植山教授牵头成立了中华中医药学会五运六气研究专家协作组、世界中医药学会联合会五运六气专业委员会，两个学术组织的秘书处都挂靠在研究所，每年开展的学术活动精彩纷呈，还在中国中医药报上开设了"五运六气临床应用"专栏，颇获好评，很多人都慕名找他拜师学艺。前面讲到了龙砂医学流派的非遗特色，现在很多非遗都只能成为历史，而龙砂医学流派实现了活态传承。

为了更好地把龙砂医学第一手文献资料保存下来，这几年，龙砂医学流派研究所克服人手不足等困难，经过广泛调研，基本将历代龙砂医家有价值的著作、医案等梳理清晰，进而编撰了本套《龙砂医学丛书》，这是一件十分有意义的事，也是一项大工程！首批出版的14本古籍，很多与五运六气有关，更有一些抄本、孤本。这些资料的汇集，将便于大家更好地学习、利用古人的经验。书稿完成，邀我作序，我欣然应允，谨书以上，以表祝贺，并向各位读者推荐阅读！

近期他们又积极准备将龙砂医学流派研究所升级为无锡市龙砂医学流派研究院，这对于龙砂医学流派的传承发展具有重要的意义，我建议将来条件成熟还可以申请成立江苏省龙砂医学研究院。我坚信现代龙砂医家一定能在前辈医家的基础上，做得更好、更出色。

桐花万里丹山路，雏凤清于老凤声！

乐为之序！

国医大师

2019 年 1 月 28 日于金陵

前　言

　　无锡古称梁溪、金匮，简称锡；江阴古称暨阳、澄江，简称澄。自宋代凿通锡澄运河后，两地交通便捷，商贾交往频繁，故多锡澄联称。无锡、江阴均是苏南古城，一处太湖之北，一踞长江之南，自古文风昌盛，历代名医辈出。发源于锡澄地区的龙砂医学，肇起于宋元，隆盛于清乾嘉时期，再兴于清末民国至今，为苏南地区中医学的一个重要流派。

　　龙砂之名，缘江阴华士（旧称华墅）地区有白龙山和砂山两座山脉，合称龙砂。唐人杜审言在华士写有《重九日宴江阴》诗："蟋蟀期归晚，茱萸节候新……龙沙（砂）即此地，旧俗坐为邻。"清人王家枚有以龙砂命名的书稿《龙砂志略》《龙砂诗存》。近贤承淡安先生也曾在他的日记中记载："亚非国家会议，下月将开幕。我国代表团已组成，钱惠亦为团员之一，我龙砂之光。"因承淡安和钱惠均为华士人，故称"龙砂之光"。

　　清代乾隆年间华士名医姜大镛辑有《龙砂医案》一书，说明龙砂医学之名，由来已久；光绪初年苏州医家姜成之集有《龙砂八家医案》，可见龙砂医学业已闻名于当时的医学中心苏州。

　　龙砂医学由宋末元初著名学者陆文圭奠定医学文化基础。陆氏精通经史百家及天文、地理、律历、医药、算数等古代科学、医学与人文学，被《元史》定评为学界的"东南宗师"。宋亡以后，陆文

001

圭在江阴城东龙山脚下的华士镇专心致力于包括中医学在内的文化教育事业50余年，培养了大批文化及医学人才（仅华士一镇，南宋至清末，能查考到的进士即有50人之多），为龙砂文化区的形成发展和龙砂医学的产生起到了重要的奠基作用。

太极河洛思想和五运六气为宋代两大显学，张仲景的伤寒学也于北宋时期成为经典。宋代的这些学术特色经过陆文圭的传承阐扬，深刻影响了龙砂地区的医家，形成龙砂医学流派学术思想的核心。

陆文圭之后，龙砂地区名医辈出，如元代晚期出了名医吕逸人，明代嘉靖年间有名医吕夔与其孙吕应钟、吕应阳"一门三御医"等。至清代形成了以华士为中心和源头并不断向周边扩大，乃至影响全国的龙砂医学流派名医群体。清·嘉庆元年（1796年）著名学者孔广居在《天叙姜公传》中描述："华墅在邑东五十里，龙、砂两山屏障于后，泰清一水襟带于前，其山川之秀，代产良医，迄今大江南北延医者，都于华墅。"这生动形象地勾勒出了龙砂医学当时的盛况。前面提及的《龙砂八家医案》中就辑录了乾隆、嘉庆年间戚云门、王钟岳、贡一帆、孙御千、戚金泉、叶德培、姜学山、姜恒斋、姜宇瞻九家医案。华士医家群体中，以姜氏世医最为著名。从二世姜礼、三世姜学山、四世姜健到五世姜大镛，一百余年间，"名噪大江南北，数百里间求治者踵相接"。

清代中晚期至民国时期，随着锡澄地区经济文化的繁荣发达，龙砂医学再次崛起，涌现了一大批新的著名医家，其中柳宝诒对近现代龙砂医学的薪火相继作用突出；吴达、张聿青、曹颖甫、薛文元、朱少鸿、承淡安等则进军上海、南京，为江南乃至全国中医的繁荣做出了贡献。

2012年3月，龙砂医学由国家中医药管理局作为试点率先启动中医学术流派传承工作，并于同年11月被国家中医药管理局正式确定为全国首批64家中医学术流派传承工作室建设项目之一。

中医流派有地域性流派和学术性流派之分。地域性流派主要指地域性医家群体；学术性流派（亦称学派）则应具有独特学术思想或学术主张及独到临床诊疗技艺，有清晰的学术传承脉络和一定的历史影响。龙砂医学流派兼有地域性流派和学术性流派特点。

从地域性流派论，龙砂医学又有狭义与广义之分。狭义是指历史上的华士地区（地域龙砂），广义上则包括无锡、江阴、宜兴等环太湖文化区。如宋代名医许叔微（1079～1154年），晚年隐居无锡太湖之滨的"梅梁小隐"长达十年，在锡澄医界颇有名望，陆文圭曾有诗云："江左知名许叔微，公来示之衡气机。天下呻吟尚未息，公持肘后将安归。"可见陆氏对许氏的推崇。许氏是经方派创始人之一，对伤寒经方的推广应用贡献巨大，近来我们在研究许叔微的多部著作的过程中，更发现了他对《黄帝内经》运气学说的活用。可以认为，许叔微对龙砂医学学术思想的形成有一定影响，所以从地域性流派概念以及龙砂医学学术内涵的角度，本丛书也收录了许叔微的部分著作。

在地域中又包括无锡地区许多医学世家，如"吕氏世医""姜氏世医""朱氏伤寒""黄氏喉科""尤氏喉科""吴氏喉科""章氏外科""邓氏内外科""曹氏儿科"等，他们世代相袭，形成家族链，一脉相承。

从地域流派的角度看，龙砂医学流派具有如下四方面的特色和传统。

第一，重视经典研究与应用。《黄帝内经》五运六气方面，如宋代许叔微，明代徐吾元、吕夔，清代吴达、薛福辰、高思敬对于运气的论述，清代戴思谦、缪问、黄堂对运气思维的应用和发挥，均有特色。《伤寒论》方面，许叔微的《百证歌》《发微论》《九十论》，奠定了其在伤寒学术领域的地位，被后世尊为经方派的代表。沈金鳌的《伤寒论纲目》阐发精当中肯，为锡澄地区医家所推崇。柳宝诒将《伤寒论》六经用于在温病临床上，提出"伏邪温病说"，强调伤寒温病为病不同，而六经之见证相同、用药不同，六经之立法相同。龙砂姜氏、王旭高、曹颖甫、朱少鸿、朱莘农的经方应用，对后世影响深远。尤其以曹颖甫为代表，他在上海期间，"用经方取效者十常八九"（《经方实验录·自序》），他倡导经方，谓"仲师之法，今古咸宜"。宜兴人法文淦对伤寒研究颇深，《光宣宜荆县志》载其治病如神，著有《伤寒详解》，弟子门人得其绪余，时称"法派"。同是宜兴人的余景和得柯韵伯《伤寒论翼》抄本，加注而成《余注伤寒论翼》，书中着重注释六经病解及六经方解，通俗易懂，颇有流传。

第二，重视教学与传承。陆文圭是历史上著名的教育家，影响所及，形成龙砂医家注重传承教学的传统。如江阴柳宝诒从北京回江阴后，广收门徒，弟子逾百，其中金兰升、邓养初、薛文元等均为近世名家；无锡汪艺香门生甚多，锡地中医界有"汪党"之称；无锡张聿青门人也达百人，周小农、邵正蒙、吴文涵等名医均出其门下；江阴朱少鸿、朱莘农兄弟两人培养了许履和、顾履庄、仰汉初、邢鹂江、夏奕钧、曹永康、汪朋梅等一批名医。

从民国到新中国成立初期，龙砂医家在中医教育方面的贡献尤为突出。民国时期曹颖甫、薛文元、郭柏良、章巨膺分别担任上海最主要的三大中医学校——上海中医专门学校、上海中国医学院、上海新中国医学院的教务长和院长，执掌三校的教务工作。薛文元是柳宝诒嫡传弟子，上海市国医公会和全国医药团体总联合会的发起创办人之一，1931 年冬，上海中国医学院创办未久，濒临倒闭，薛文元受上海国医公会委派出任院长，挽狂澜于既倒，励精图治，使中国医学院的办学规模和师资力量等都超过当时其他中医学校，因而有"国医最高学府"之誉。1936 年 9 月薛文元辞职后，江阴籍名医、时任副院长的郭柏良继任院长至 1940 年 1 月。在薛文元、郭柏良任院长期间，中国医学院培养的学生成为著名医家的有朱良春、颜德馨、梁乃津、何志雄、陆芷青、董漱六、江育仁、程士德、蔡小荪、谷振声、庞泮池等。

柳宝诒的再传弟子章巨膺，1933年襄助恽铁樵举办中医函授事务所，主持教务，并主编《铁樵医学月刊》，恽铁樵去世后，乃独任其事；后受聘新中国医学院任教务长，新中国成立后任上海第一中医进修班副主任；1956年与程门雪等受命筹建上海中医学院，任教务长。章巨膺一生从事中医教育事业，主要弟子有何任、王玉润、周仲瑛、钱伯文、凌耀星等。

无锡人时逸人受业于同邑名医汪允恭，1928年在上海创设江左国医讲习所，并受聘于上海中医专门学校、中国医学院等校任教。1929年任山西中医改进研究会常务理事，返沪后与施今墨、张赞臣、俞慎初等创办复兴中医专科学校。抗战胜利后，先后在南京创办首都中医院、中医专修班等，并在江苏省中医进修学校高级师资培训班任教。1955年秋调至中国中医研究院，任西苑医院内科主任。他一生热心中医教育，培养了大批中医人才，弟子众多，桃李盈门。

承淡安于1928年开始在苏州、无锡等地开办针灸教育研究机构，抗战期间到四川仍坚持办学，20年间培养学生逾万，遍布海内外。弟子赵尔康、邱茂良、谢锡亮、陈应龙、曾天治、陆善仲、孔昭遐、留章杰等均为针灸名家。

20世纪50年代，锡澄地区一大批名医参与现代中医高校的创建。承淡安于1954年出任江苏省中医进修学校（南京中医药大学前身）校长，该校师资班为全国各中医院校输送了大批优秀师资，被誉为中医界的"黄埔军校"，单被选派去北京的就有董建华、程莘农、王玉川、王绵之、颜正华、印会河、程士德、刘弼臣、杨甲三、孔光一等，为北京中医学院的创办和发展起到了重要作用。国医大师周仲瑛、张灿玾、班秀文等也都毕业于该校办的师资班。邹云翔、马泽人、许履和、夏桂成、邹燕勤、徐福松等参与了南京中医学院及江苏省中医院的创建。这些锡澄医家的努力，为复兴和发扬中医学做出了积极的贡献。

在传承教学中，龙砂医家重视医案的撰写和整理。宋代许叔微的《伤寒九十论》就是九十个案例。柳宝诒的《柳选四家医案》是课徒的教本，影响极大。柳宝诒医案、王旭高医案、张聿青医案、周小农医案、朱少鸿医案、朱敬鸿医案、邓养初医案、邓星伯医案、许履和外科医案等，都是龙砂医学的精品。今人黄煌编写的《医案助读》是一本医案阅读研究的专著，对现代高等中医教育开展传统医案教学做了有益的探索，传承了龙砂医家的传统。

第三，临床多有独到和创新见解。如姜氏写《风痨臌膈四大证治》，集四大证治之精粹；柳宝诒以六经辨伏气温病，创助阴托邪法；张聿青于湿温善用流气化湿法，妙用温胆汤；沈金鳌发挥"肾间动气"说，开腹诊之先；高秉钧所著《疡科心得集》，用温病学说解释指导疡科治疗，被尊为中医外科三大派之一"心得派"的开派人物；朱莘农于"夹阴伤寒"心得独到，善用桂枝汤及其加味方，其"脐腹诊"则受沈金鳌启发而又有创新；起源于清乾隆年间的黄氏喉科，善用"吹药"，传承至今已逾十代，2012年被国家中医药管理局确立为首批64家中医学术流派之一，祖传秘方"黄氏响声丸"蜚声海内；无锡杜氏金针、章氏外科、盛巷曹氏儿科，宜兴汤氏肝科，江阴吴氏喉科，都以临床疗效博得民众的好评和爱戴。

第四，办学结社，编辑刊物。承淡安创办中国最早的针灸学研究社，并扩建为中国针灸讲习所，又创办中国历史上最早的针灸刊物——《针灸杂志》。他开创的针灸函授，先后培养学员3000多人，分校遍及南方各省、香港和东南亚地区，是现代复兴针灸的第一人。为弘扬中医学术，锡澄中医热衷办刊办学。无锡沈奉江于1922年组织无锡中医友谊会，翌年创办《医钟》。张聿青弟子吴玉纯编辑《常熟医药会月刊》，时逸人主编《复兴中医》，朱殿、邹云翔主编《光华医药杂志》，章巨膺主编《铁樵医学月刊》等。此外，丁福保、周小农等还编辑出版了大量中医古籍。

从地域影响来看，龙砂医家与同属于南直隶或江南省的吴门医家、孟河医家及至新安医家之间关系密切，并多有合作。如民国时期孟河名医丁甘仁在上海创办中医专门学校，特聘龙砂医家曹颖甫为教务长，长期主持该校教务；新中国成立初期承淡安创办南京中医药大学的前身江苏中医进修学校，也多有吴门和孟河医家参与。互相交流渗透方面，如龙砂医家缪问晚年定居苏州传道，叶天士《临证指南医案》由无锡医家华云岫等编辑加按而成，无锡邓星伯在家学基础上复受业于孟河马培之，常熟金兰升则为江阴柳宝诒弟子，马泽人源于孟河而行医于江阴、南京，上海石氏伤科源自无锡，宜兴余景和从学于孟河费兰泉等。一些新安名家也曾行医于龙砂，如孙一奎在宜兴行医并有《宜兴治验》医案传世。

从学术性流派的角度，我们总结提炼了龙砂医学三大主要学术特色。

第一，重视研究和善于运用《黄帝内经》的运气学说。从现有研究成果可知，龙砂医学延绵数百年，医家众多，虽学术风格不尽一致，但对五运六气理论的重视是其鲜明特色，且著述颇多。明代《无锡金匮县志》载徐吾元"论运气颇精博"；戴思谦寓居无锡，得人授以五运六气、十二经络之秘，后栖居小五湖之石塘山，为人治病，沉疴立起；道光《江阴县志》载明代江阴人吕夔著有《运气发挥》。清代缪问注姜健所传《三因司天方》，吴达《医学求是》有"运气应病说"专论，薛福辰著《素问运气图说》，高思敬在《高憩云外科全书十种》中著有《运气指掌》等。龙砂医家尤为重视运气学说在临床的应用，善用"三因司天方"治疗各种内伤外感疾病是龙砂医家的独门绝技，姜氏世医第四代姜健（字体乾）是杰出代表。

有些医家虽无运气专著，但在其他论著中也常可看到运气思想的身影。如柳宝诒据运气原理阐发伏邪理论;曹颖甫在晚年所作《经方实验录》序言中专门讲述了他十六岁时亲见龙砂名医赵云泉用运气理论治愈其父严重腹泻几死的经历,注释《伤寒论》时亦专取精于运气学说的名家张志聪和黄元御之说;承淡安著有《子午流注针法》,又让其女承为奋翻译了日本医家冈本为竹用日语所作的《运气论奥谚解》;章巨膺于1960年发表《宋以来医学流派和五运六气之关系》一文,用五运六气观点解释了各家学说的产生;邹云翔先生强调"不讲五运六气学说,就是不了解祖国医学"等。

龙砂医家重视五运六气的流派特色,在当代医家中尤为突出。国医大师夏桂成为现代龙砂医家的杰出代表,夏老注重五运六气理论在妇科临床的运用,认为"作为中医师中的一员,应遵从古训,学习和掌握运气学说,推导病变,预测疾病,论治未病"。

第二,重视《伤寒论》经方,特别是注重"方-药-人"体质辨识经方和六经理论指导经方的研究与应用。重视经方的传承和运用是龙砂医学流派又一重要的学术特色。宋代许叔微著有《伤寒百证歌》《伤寒发微论》《伤寒九十论》,奠定了其在伤寒学术领域的地位,被后世尊为经方派的代表之一。徐彬曾有"古来伤寒之圣,唯张仲景,其能推尊仲景而发明者,唯许叔微为最"之语。沈金鳌《伤寒六经主症》一书论述六经病提纲的主证主脉,以"标本中气"论述犯禁后的变证及治疗,特色鲜明,后辑入《伤寒论纲目》。王旭高提倡经方类方研究,王氏是程门雪先生生前最为推崇的医家,程氏所著《伤寒论歌诀》一书多处引用王氏观点。柳宝诒主张"寒温统一""六经辨证"。张聿青既承袭经方之方与法,紧扣病机,巧用经方,异病同治,又取经方之法而不泥其方,病症互参,扩大经方的运用范围。

另据《江苏历代医人志》及无锡地方史志记载,明代吕大韶著《伤寒辨证》,清代钱维镛著《伤寒秘笈续集》,高日震著《伤寒要旨》，华文灿著《伤寒五法辨论》，吴廷桂著《伤寒析义》，王殿标著《伤寒拟论》《金匮管窥》，张孝培撰《伤寒论类疏》，这些书都具有较大价值，如清人汪琥评价张孝培《伤寒论类疏》"其注仲景书能独出己见，而不蹈袭诸家之说"，惜乎很多散佚或未刊。

第三，基于肾命理论运用膏方奉生治未病。运用膏滋方调体养生是以环太湖龙砂文化区为中心的江浙沪地区民俗，《龙砂八家医案》中即有运用膏滋的脉案；《张聿青医案》中撰有"膏方"一卷；柳宝诒撰有《柳致和堂丸散膏丹释义》一书，目前柳氏致和堂的"膏滋药制作技艺"已入选第三批国家级非物质文化遗产扩展项目名录。

龙砂膏方具有"民俗原创、重在养生治未病""培补命门元阳，顺应'冬至一阳生'""注重阴阳互根，阴中求阳""结合五运六气，必先岁气抓先机""注重熬膏技艺，工艺精良"等五大优势特色。已故无锡市龙砂医学流派研究所终身名誉所长、首届国医大师颜德馨曾为龙砂膏方题词"固本清源，一人一方，适时进补，勿违天和"。正宗龙砂膏方，药材道地，炮制得法，用药精准，工艺纯和；成膏锃亮鉴影，油润如玉，柔韧若脂。

为进一步推动龙砂医学流派学术传承，无锡市政府于2013年正式批准成立无锡市龙砂医学流派研究所，国医大师朱良春与颜德馨共同出任终身名誉所长。朱老为研究所成立题词："中华医药，博大精深，流派纷呈，各具优势，锡澄毗邻，钟灵毓秀，龙砂医派，杏苑崛起，经方膏方，五运六气，岐黄万代，懿欤盛哉。"短短48字，凝练了龙砂医学的地域属性、产生的文化土壤以及主要学术特点，阐明了龙砂医学流派的活态传承现状和美好发展前景。

近年来，无锡市龙砂医学流派研究所本着一种责任感、使命感，围绕文献整理、特色技艺、学术推广、人才培养、科普宣传等方面，对龙砂医学进行全面深入系统的挖掘整理，初显成效。无锡市龙砂医学流派研究所一项重点工作就是对龙砂医学的非物质文化遗产特性进行梳理提炼，2014 年成功申报无锡市非物质文化遗产项目并获批准，2016 年龙砂医学诊疗方法（JS Ⅷ -22）（传统医药类）再次入选江苏省第四批省级非物质文化遗产代表性项目。

龙砂医学的"非遗"属性有一个鲜明的特点就是形成了活态传承，目前龙砂医学流派有顾植山与黄煌两位代表性传承人，他们承前启后，继往开来。顾植山对运气学说多有默运，深入阐发了运气学说中三阴三阳开阖枢、"三年化疫""伏燥论""七损八益"及《伤寒论》中的"六经欲解时"等重要理论，发掘推广了"三因司天方"的临床应用，在国家科技重大专项疫病预测预警课题方面的研究成绩卓著，引起了学界对中医运气学说的重视，并牵头成立了中华中医药学会五运六气研究专家协作组和世界中医药学会联合会五运六气专业委员会，成为当前全国五运六气研究方面的领军人物。

黄煌以经方的方证与药证为研究重点，用现代医学的语言对经方的传统方证进行破译，并结合自己的临床实践与研究，开创性地提出了以"方—病—人"为中心的"方证相应"学说和"方人药人"学说（经方体质学说），并在方证的规范化、客观化上作出了初步的尝试，致力于经方的教学普及推广与国际传播，在南京中医药大学成立了国际经方学院并担任院长，主持全球最大的公益性经方学术网站"经方医学论坛"，享誉海内外。

中医学术流派在中医药这个大框架下形成一源多流，百家争鸣，百花齐放的学术生态。这对于丰富临床诊疗手段、促进中医人才培养都具有重要价值。历代龙砂医家在行医济世的同时，勤于著述，编纂有五运六气、经方、本草、妇科、杂病等著作多部，为后人留下一笔宝贵的财富。

随着龙砂医学研究的深入和影响力逐步扩大，为了进一步做好学术流派的传承，促进中医学术进步，整理锡澄地区医学史料的工作提上了议事日程。2015 年底由无锡市龙砂医学流派研究所牵头，经过调研寻访，对锡澄地区医家著作先作初步摸底，经过论证后，决定编写出版一套《龙砂医学丛书》。本套丛书采取一次设计，分步出版，以辑为主，以写为辅的原则，注重史料性，以时代为纲，内容为目，分册编辑，独立成书。

《龙砂医学丛书》拟收录出版的著作有《三因司天方》《运气证治歌诀》《子午流注针法》《素问运气图说》《运气指掌》《伤寒论纲目》《柳致和堂丸散膏丹释义》《龙砂八家医案》《龙砂姜氏医案》《惜余医案》《倚云轩医案医话医论》《沈芊绿医案》《黄氏纪效新书》《女医杂言》《伤寒九十论》《伤寒经解》《伤寒发微》《金匮发微》《经方实验录》《伤寒论新注》《夹阴伤寒》《伤寒阴阳表里传变愈解》《余注伤寒论翼》《温热逢源》《杂病源流犀烛》《妇科玉尺》《保产要旨》《风痨臌膈四大证治》《推拿捷径》《尤氏喉科》《本草简明图说》《本草经解要》《过氏医案》《王旭高医案》《柳选四家医案》《曹颖甫先生医案》《高氏医案》《吴东旸医案》《汪艺香医案》《张聿青医案》《邓星伯医案》《余听鸿医案》《周小农医案》等著作。这些著作初步分为运气、经方、膏方、医案等系列，他们中有很多已经过多次刊刻翻印，流传甚广，也有的是抄本、孤本，由于种种原因被束之高阁，迫切需要抢救性将其整理出版。

《龙砂医学丛书》的整理出版是一个系统工程，颇耗精力，且短时间不易出成果，但对于一门学术的研究，文献整理工作又是一项重要的基础性工作，《龙砂医学丛书》在编撰过程中有幸得到中国中医科学院、南京中医药大学、山东中医药大学、安徽中医药大学、云南中医药大学多位同道的帮助，中国医药科技出版社鼎力支持。书稿既成，又承蒙中国书法家协会原主席、著名书法家沈鹏先生题写书名，中国中医科学院首席研究员陈可冀院士与江苏省中医院夏桂成教授两位国医大师分别赐序勉励，令《龙砂医学丛书》增色很多，更是对我们的鼓励。在此一并表示衷心的感谢！

《孟子》有言："虽有智慧，不如乘势，虽有镃基，不如待时。"习近平强调："中医药学凝聚着深邃的哲学智慧和中华民族几千年的健康养生理念及其实践经验，是中国古代科学的瑰宝，也是打开中华文明宝库的钥匙。深入研究和科学总结中医药学对丰富世界医学事业、推进生命科学研究具有积极意义。"当前，中医药振兴发展迎来天时、地利、人和的大好时机，龙砂医学流派在中医药学的传承创新发展中负有特殊历史使命，我们将倍加努力，不忘初心，继续前行，把龙砂医学继承好、发展好、利用好，以更好地为人民群众健康服务！

由于学术水平有限，书稿整理中难免存在不足之处，希望专家、读者不吝赐教，以期日臻完善。

《龙砂医学丛书》编委会
无锡市龙砂医学流派研究所

校注说明

1. 全书文字繁体竖排，改为简体横排，加现代标点。

2. 因书改横排，原书表示前后文义的方位词"右"径改为"上"。

3. 底本中的异体字、古今字、通假字均改为现代通行字体，酌情出校。典故以及部分专业术语出注释之。对底本中字形属一般笔画之误，如属日、曰混淆，己、巳、已不分者，径改，不出注。

4. 底本若有衍字、脱字、讹字等，据校本加以改正，出校予以说明。底本无误，校本有误，一律不改，亦不出注。底本与校本文字互有出入，而文意皆通，或意可两存者，以底本为准，并出注。

5. 对难字、生僻字加以注音和解释。凡需注释的字词多次出现时，于首见处出注。

6. 药物名称按现代通用之法律正，如"山查"改为"山楂"，"硃砂"改为"朱砂"，"连乔"改为"连翘"，"铃羊"改为"羚羊角"，"牛旁子"改为"牛蒡子"，"射香"改为"麝香"，"瓜娄"改为瓜蒌，"川山甲"改为"穿山甲"，"兔丝子"改为"菟丝子"，等等，不出注。书中如术、芪等单字药名，为保留著作原貌，不作改动。对于有地方处方书写特色的药物名称，保留原貌，如"嫩双钩""上绵芪"，不便于理解者，出注予以说明。

7. 若底本中原有眉批者，加注置于相应位置。

8. 底本引用他书文献，多有删节及改动，故底本与他校本文字不同时，凡不失原意，皆不改动，以保存原书风貌；出入较大时，出注说明之；错讹者，改正之，并出注。

9. 原书中有重合内容者，为保持原貌，不予删减。校本有，底本无，存疑内容，无其他校本者，收于附录。

10. 对目录与正文标题不一致的，以正文标题为主，参考目录标题。对目录与正文顺序不一致的，以正文为准，重置目录顺序。对目录脱漏正文篇章的，在目录中补上。

11. 书中插图以原书插图重新绘制，有图注者，繁体改为简体，阅读顺序仍从右至左，不予改动。

12. 各分册中遇到的具体情况，在各册校后记中予以补充说明。

目录

类　中

胡左　平素体肥多痰，偶因劳倦，引动肝阳，颠仆昏迷，而为类中之病。五日来，大解未行，舌蹇倦卧，项肿颧赤，神情昏愦，此由痰浊乘气火之势蒙扰心包，舌苔灰黄厚浊，溺赤气秽[①]，脉象弦数搏大，按之有力，右手尤硬，浊热阻窒，腑气不克通降。参考古法有三化汤通腑之例，惟其法专为中腑者而设，未必兼有厥阴见症也。兹同汉彦兄议方。先与清肝化痰，稍参通腑之意。俾得从此转机乃为倖[②]耳。

羚羊角　炒丹皮　黑栀仁　陈胆星　广郁金　左牡蛎　制姜蚕[③]宋半夏[④]　广橘络　生枳实　石菖蒲　瓜蒌仁_{元明粉同打和}　荆竹沥_{姜汁冲入}　至宝丹_{一丸化服}　白杏仁　嫩双钩[⑤]　大连翘

虚　损

陈左　咯血之后，继以咳血逆[⑥]，两月不止。刻诊脉象虚数而急，舌尖光红，已见金损营伤之象。古人治虚证，多以保元建中为主，诚以损及中气，即投药饵亦难奏效于一时。幸此症胃纳尚佳，中气可持，所虑脉数过甚，阴气有就涸之势，肺脏有日烁之虞。兹拟以保元为主，佐以清肺育阴，冀其脉数渐退，方可渐图恢复。

---

① 秽：原作"哕"，据《柳宝诒医案·类中》高案改。
② 倖（xìng，音姓）：同"幸"，侥幸。《玉篇》："倖，徼倖。"
③ 制姜蚕：制僵蚕的处方用名，即以姜汁炮制的僵蚕。
④ 宋半夏：即"宋制半夏"省称，又称京半夏或苏半夏，是将清半夏再用陈皮、苏子、青礞石、枇杷叶等药物的煎汁拌和，使之吸尽晒干入药，增强其降气化痰平喘的作用。
⑤ 嫩双钩：即嫩钩藤的江阴、无锡等地俗称。《柳宝诒医案·类中》高案无此味药。
⑥ 咳血逆：疑衍"血"字，《柳宝诒医案·虚损》沈案作"咳逆"，可参。

吉林参　炙黑草① 　上绵芪　东白芍　紫蛤壳　大生地　白薇须　毛燕窝　川百合　淡天冬　枇杷叶　青蒿露②

再诊：前进保元法，佐以清肺毓阴，咳嗽内热就减，惟脉象虚数未退，每至六至有余。凡阴虚之证，皆因营气虚涩③而起，渐至营行日迟，卫行日疾，而内热生焉，愈热则营卫愈涩涩④，脉象因之愈数。然古人论虚症，每以脉数之进退为病之轻重，职是故也。刻下胃纳尚佳，中气未伤，尚有立锥地步，还可渐图恢复。姑与大剂养阴和营，仍合保元之意，俾得脉数渐缓，方有把握。

真吉林人参　蛤粉炒陈阿胶　炒黑酸枣仁　东白芍　丹皮炭　蜜麦冬　大生地　左牡蛎　上绵芪　炙甘草　川百合　白苡米　粉归身　白薇须　柏子仁

咳　血

方左　木火冲激，血不能安于络而上溢为吐，幸禀赋坚实，故屡发而不见虚象。诊脉左手平软，右手弦长，舌中光无苔，有气火灼胃之象。拟方养胃和肝。

扁金斛　安玉竹　大麦冬　炒丹皮　女贞子　镑羚羊　大生地　广橘白　煅石决　黑栀仁　生甘草　枇杷叶　鲜藕片　广郁金

虚　损

周左　营血亏损，治在肝脾，耳鸣昏眩，血少不能养肝也。舌

---

① 炙黑草：《柳宝诒医案·虚损》沈案无此味药，有"炙甘草"一味。按"黑草"为"勒草"别名，勒草（又名葎草）记载见于《名医别录·勒草》："勒草，味甘无毒，主治瘀血，止精，溢盛气。一名黑草，生山谷，如栝楼。"
② 青蒿露：《柳宝诒医案·虚损》沈案作"另：青蒿露冲服"。
③ 涩：《柳宝诒医案·虚损》沈案作"衰"。
④ 愈涩涩：《柳宝诒医案·虚损》沈案作"愈衰"。

苔白厚，舌质不红，脾阳随血下脱，但血不复无以煦其阳，阳不回无以摄其营，况脾阳不运，则湿浊内聚，纳谷不旺，更无以培营气之源。治当以温运脾阳，佐以养营滋肝。

潞党参　绵黄芪　炒归身　东白芍　广木香　炮姜炭　春砂仁
滁菊炭　石决明　炒丹皮　大生地　广陈皮　茜草炭　鸡内金　谷麦芽

虚　损

赵左　左脉虚细弦软而数[①]，右脉较粗，自春徂[②]夏，痰红屡发，咳逆缠绵。年方志学，而证象若此，想由禀质不坚，生发之气太速，木气过升，水不涵木，燥则生火，而上烁肺金，下泄肾髓，内耗营阴，三者均受其弊矣。刻下酷暑未退，且见泄泻，未可重剂填阴养[③]。拟先用清肝肃肺，培土和中，一以迎秋金之来复，一以防余暑之蕴中，须俟秋高气爽，方可续进补剂。

淡天冬　生地炭　左牡蛎　大白芍　丹皮炭　南沙参[④]　川百合
制马料[⑤]　怀山药　新会皮[⑥]　青蒿子　白扁豆　功劳子[⑦]　枇杷叶
鲜藕节

虚　损

顾右　病出于肝脾两脏，肝营窒塞则化风生火而为眩晕，血络

---

① 数：《柳宝诒医案·虚损》尤案作"散"。
② 徂（cú，音簇）：及、至，清·李渔《闲情偶寄·种植部》："后先相继，自夏徂秋。"
③ 阴养：疑衍"阴"字，《柳宝诒医案·虚损》尤案作"未可重剂填养"，可参。
④ 南沙参：《柳宝诒医案·虚损》尤案作"北沙参"。
⑤ 制马料：即"制马料豆"，《柳宝诒医案·虚损》作"制黑马料豆"，按马料豆为豆科植物豍豆的种子，又称零乌豆，明·倪朱谟《本草汇言》："零乌豆，又名马料豆，味甘苦咸，气寒无毒。"
⑥ 新会皮：即"新会陈皮"，为广东省江门市新会区特产。
⑦ 功劳子：即"十大功劳子"，《柳宝诒医案·虚损》尤案作"十大功劳叶"。

不调而为瘀阻，脾气不运则胀闷色黄，舌浊，肢冷。刻当吐瘀之后，咳逆喉鲠，胸膈板滞，肝气逆行于肺络不得疏降，瘀阻于上，气窒于中，而脉象虚数，已有脏损之征，调治颇难。姑与和营畅气，泄肝通络。

旋覆花　紫丹参　当归须　炙紫菀　西砂仁　瓜蒌皮　粉前胡　东白芍　广郁金　广橘络　刺蒺藜　白苡米　炒丹皮　紫降香　枇杷叶

再诊：脾气运则胀满略松，痿黄之色略退，其胸板略舒，营络亦有条畅之机，惟唇色干淡而焦，苔色微灰，舌底淡白不华，此肝脾营气窒损，窒则气滞不通，损则阴血枯涩。病关脏气，非旦夕所能调复，于滋肝健脾法中，仍佐和营畅气之意。

西洋参　细生地　炒当归　春砂仁　生熟神曲　野於术[①]　紫丹参　广木香　炒丹皮　黑穞豆衣[②]　广木香　石决明　东白芍　柏子霜　真元眼肉

衄　血

徐_左　血行清道而为衄血，其故由于肝火不平，蒸灼营阴，以致血络沸腾，屡发不已。阴血日耗，肝失所养，木火愈甚，驯至逆刑肺金，喘逆鼻煽，形容色泽憔悴，脾胃转输日钝，上损之候已深。而况跗肿便溏，中气亦坏，脉象细数，右尺躁动浮数，所伏之肝火，不特上克肺金，抑且下吸肾水，肝肾不主收摄，病见于上而根在下，在损症中为最深之候。姑与清肝肃肺、培土纳肾之法，气阴两顾，扶过炎夏伤金之令，方可从长议治。

---

① 野於术：即白术，因主产于杭州临安市於潜而得名，清·赵学敏《本草纲目拾遗·卷三·草部上》："於术，即野术之产于於潜者。"

② 黑穞豆衣：即黑豆壳，王一仁《饮片新参（上编）》："穞豆衣：形色，即黑豆壳；性味，微干凉；功能，清脑，疏风热，治头痛。"

台参须　黑丹皮　女贞子　旱莲草　川百合　东白芍　大生地
怀牛膝　粉归身　五味子　淡天冬　怀山药　生牡蛎　紫石英^①　毛
燕窝　枇杷叶

呕哕

顾右　痰浊内阻，由乎胃气不降，而胃气之所以逆者，则由乎
肝火之内克。刻下纳谷则胀，得饮辄呕，口中甜浊上泛，时更嘈热
无汗，气迫喘促，此肝气升而肺气均逆^②矣。兹拟清泄木火，疏降
肺胃。

姜汁炒细毛川连　醋煅代赭石　醋煅瓦楞子壳　姜竹茹　淡干
姜　制半夏　白苡米　生於术　旋覆花　佩兰叶　云茯苓　整砂
仁　小枳实　桂丁子^③

肝火

张右　阴气内虚，肝阳升扰，晚热少寐，鸣眩心悸，皆属肾肝
阴亏之症，惟木气升则气机易于逆窒，故兼有脘闷络痛之候。调治
之策，总以养阴为主，而清肝火、和肝气，随时增损可也。兹因脉
左虚，右手浮数，先进煎方，清泄气火。

小生地　西洋参　瓦楞子　软白薇　丹皮炭　东白芍　黑山栀
刺蒺藜　猪胆汁拌炒净枣仁　盐橘白　生枳实　夜交藤　细毛竹连
炒大麦冬肉　竹二青^④　石决明　小青皮

---

① 紫石英：《柳宝诒医案·诸窍》刘案作"紫白石英各"。
② 肺气均逆：《柳宝诒医案·呕哕》庞案一诊作"肺胃均不降"。
③ 桂丁子：即"肉桂子"，清·赵学敏《本草纲目拾遗·卷六·桂丁》："《百草镜》云：
　　形如吴茱萸，出广西交趾，乃肉桂子也。治心痛，辟寒邪胃痛。"
④ 竹二青：竹茹处方名。

膏方　拟滋阴熄肝法　方未见①。

伏　温

杨左　始由伏邪挟积缠绵不退，燔热化燥，已阅两旬，屡经下泄而积垢未净，故仍复烦躁②，渴饮，舌色干红，根苔灰黄不退，胸前红疹遍发，热势尚盛，脉象右部软浮而数，左部虚弦，推其病情，积热固未清泄，而邪热之燔于营分者，亦未透达，此所以淹留不解也。刻下却有正虚邪恋③之虑矣。然营热与腑热两燔，苟非急与清解，则热灼而陷，势必昏痉并至，其害伊于胡底④。拟方仿气血两燔治法，冀其营热外达，积热下泄，方许无妨。

鲜生地　粉丹皮　大麦冬　玉泉散　小枳实　南花粉　连翘心
京元参　黑山栀　瓜蒌皮　鲜沙参　茅根肉　嫩竹心　活芦根　白
杏仁

疟　疾

谢　但热不寒谓之瘅疟，前贤用桂枝白虎汤专清阳明，此必有口渴、烦热等阳明热象，方与治法相合。兹症热来时头晕耳鸣，烦绞⑤痉瘛，全是厥阴热象，谅系伏邪乘肝阴之亏，即由厥阴而发，殆

---

① 《柳宝诒医案·肝火》黄案中膏方："大生地　东白芍　制首乌　甘杞子　菟丝饼　潼沙苑炒　刺蒺藜　滁菊花　明天麻　石决明　左牡蛎　麦冬肉　西洋参　龙眼肉拌蒸　煎取浓汁，加入阿胶，再酌加白蜜收膏。"
② 烦躁：原作"烦燥"，据《柳宝诒医案·伏温》林案一诊改。
③ 邪恋：《柳宝诒医案·伏温》林案一诊作"邪实"。
④ 其害伊于胡底：《柳宝诒医案·伏温》林案一诊无此句。按"伊于胡底"意为不堪设想之义，《诗经·小雅·小旻》："我视谋犹，伊于胡底？"
⑤ 绞：《柳宝诒医案·疟疾》申案作"扰"。

《内经》所谓伏邪随气而发，不知何经之动[1]，正此旨也。但《经》言虽引其端，而前贤未尝推论及此，故无成法可临师。兹即仿桂枝白虎之意而变通之，一面清肝，一面泄邪。用古法者，正不必泥古方也。

羚羊角　粉丹皮　黑山栀　刺蒺藜　淡子芩　青蒿梗　大白芍软白薇　制首乌　净米钩[2]　杏仁泥　生甘草　竹二青　茅根肉

腹　痛

胡　中焦脾胃之气，必藉木气以鼓运，甲木不得疏达，则陷于土中，而为胀为痛，其寒热往来，亦属少阳不和之证。经治后寒热暂止，而土木未和，腹中尚痛，内热唇干，中焦积热留恋，还宜疏木和中，清泄里热。

霍石斛　银柴胡　枳实炭　东白芍　生熟神曲　鸡内金　醋青皮连翘壳　茯苓皮　炒香谷牙　广木香　川通草　干荷叶　淡子芩阳春砂仁

崩　漏

邹右　经停数月，陡作崩漏，六七日来崩势略定，而少腹酸楚，经漏淋沥不止，脉象数疾微弦，右寸关尤觉锐驶，舌苔满白，舌质不华，营血大伤，脾阳不振，而痰浊因之内阻，故胃纳不旺也，寒

---

[1] 殆《内经》所谓伏邪随气而发，不知何经之动：《柳宝诒议案·疟疾》申案作"《内经》谓，伏邪行在诸经，不知何经之动"。按此处《内经》当作《难经》，《难经·五十八难》载："温病之脉，行在诸经，不知何经之动也，各随其经所在而取之。"《温热逢源·卷上》"详注仲景伏气化温证治各条"言："惟《难经》言温病之脉，行在诸经，不知何经之动也。是言温病初由伏邪随气血流行在诸经中，及其发也，不知从何经而动，其发无定处，故无一定之脉可指也。"

[2] 净米钩：即"钩藤"。

热连绵，是营阴之气虚散不摄，乃失血后常有之症。所虑脾阳就损，恐其一时不克振复耳，拟方用养血摄营，温脾和中之法。

绵黄芪　生地炭　炮姜炭　东白芍　阳春砂仁　煨木香　陈阿胶　炒归身　炒丹皮　茜草根炭　川断肉　新会皮　软白薇　细青蒿　侧柏叶炭

淋　浊

黄左　溲浊半载，历经清涤，未获全愈，脉来软弱微数，究其致病之源，不外肾阴亏损，脾湿下陷。但病每重于傍晚，兼见内热盗汗，据述自得浊症，素患遗泄不作①，是阴虚之热与相火之动均经并入膀胱。前方脾肾两治，略见小效，兹拟合入封髓法，仍不外固肾健脾，养阴利湿之意。

潞党参　绵黄芪　野於术　白茯苓　生甘草梢　盐水炒川黄柏　盐水炒西砂仁　盐水炒车前子　带心莲子　大生地炭　怀山药　干荷叶边　左牡蛎　丹皮炭　盐水炒菟丝子　潼沙苑子

遗　精

毛左　泄泻宜健脾，遗泄宜补肾，此属一定成法。但细审病情，口疮足瘰，舌苔黄腻，脉象带数，胃能纳而不佳，时常甜腻，种种见端，脾脏必有蕴湿，蒸郁化热，外及于胃，故久泻不止，内引相火②，故遗泄频作。用药之法，当就脾脏清泄湿热，勿以为日既久遽投固涩也。

生於术　生茅术　川黄柏　淡酒芩　春砂仁　绵茵陈　广陈皮

---

① 据述自得浊症，素患遗泄不作：《柳宝诒医案·淋浊》戴案作"白浊遗泄并作"。
② 内引相火：《柳宝诒医案·遗精》戴案作"内外相结"。

生苡米　生甘草　大豆卷　炙鸡金　生枳实　白茯苓　干荷叶　车前子

内　痈

龚右　少腹痛硬有形，左腿酸痹，小溲鲠[①]痛，此属瘀阻营络，奇经之气窒而不行。盖宿瘀不去则新血不能归经，故平时癸期淋沥而痛，近日更甚[②]。脉来涩数，内热少纳，舌色薄灰满布，瘀热上熏恐成内痈，急与疏瘀导热，俾得通泄，乃有松机。

细生地　炒丹皮　炙乳没　紫丹参　大小蓟炭　童木通[③]　酒赤芍　橘核络　金铃子　醋炒延胡　当归尾　降香片　西血珀　怀牛膝　子红花　酒炒白苡米

咳　血

周左　先患咳嗽，肺胃阴气已伤，复因木火冲逆，咯红屡发。凡人身五志之火，惟肝为最烈，火燔阴益伤，上灼肺金，下吸肾水，两脏均受其戕贼，脉象虚细急数，两手皆弦，即志火不静之征也。最宜静养，勿再操劳恼怒，药饵不可间断，或可渐图恢复。

西洋参　觅麦冬[④]　大生地　川百合　蜜炙马兜铃　生牡蛎　黑

---

① 鲠（gěng，音耿）：阻塞，堵塞，《文选·刘孝标·辨命论》："楚师屠汉卒，睢河鲠其流。"《柳宝诒医案·内痈》苏案一诊作"梗"。

② 故平时癸期淋沥而痛，近日更甚：《柳宝诒医案·内痈》苏案一诊作"故近因癸期淋数，溺时亦淋沥而痛"。

③ 童木通：即"潼木通"，产于陕西临潼一带者。

④ 觅麦冬：麦门冬的俗称，《闽东畲族文化全书·医药卷》："麦门冬……俗称：麦冬、禹韭、觅麦冬、小麦门冬、不忍草、川冬。"按"觅"疑为"觅"之误，明·缪希雍《炮炙大法》："麦门冬产觅桥，细白而皱者良。"曹炳章《增订伪药条辨》言麦门冬"出杭州觅桥者为最佳"，《中药大辞典》载杭麦冬，又称觅麦冬、浙麦冬。

栀仁　白苡米　软白薇　蛤粉炒阿胶　东白芍　炒丹皮　枇杷叶　刺蒺藜　宝珠山茶花

痢　疾

孟左　湿热下注，垢痢红白兼作，惟向患留瘀腹胀，刻因气机下陷，瘀热并入膀胱，小便淋涩，少腹窒塞，近更神昏谵语，舌蹇目暗，脉象弦数右硬，舌苔晦浊底绛，此瘀热下阻于腑，上熏及脏，兼挟痰浊，蒙扰心包，已属难治之病，况直视目盲，太阳经气不通，尤为危候。急则治标，先与泄浊通府。

当归尾　赤白芍　大桃仁　细木通　海金沙　延胡索　川郁金　紫丹参　广木香　春砂仁　鲜生地　炒丹皮　石菖蒲　硃灯芯　白杏仁　淡竹叶

鲜藕煎汤代水，真西血珀屑冲药内服。

腹　胀

吴右　向质气虚木旺，中气输运失常，湿热留恋，阻窒气机，脘腹之胀闷，天阴则甚，是其证也。其经水淋沥先期，乃木火内郁，肝血不藏使然，脉象左数右弦，舌苔厚浊，此病机偏重于气分。当与和中泄浊，清畅肝木为法。

川楝子　新会皮　连皮苓　炒白芍　醋炒广郁金　制香附　香元皮①　方通草　炒丹皮　醋炒小青皮　黑栀仁　枟②降香　刺蒺藜

另以小温中丸空心服。

---

① 香元皮：即香橼处方用名。
② 枟（yùn，音运）：疑为"柔"之手写变体，柔，yè，音叶，薄貌，《龙龛手鉴·木部》："柔，薄皃也"。按"柔降香"即薄降香，从饮片炮制角度言。后文医案中又有"檀降香"之名，"枟"亦或为"檀"字俗写。

胃脘痛

李　肝气撑痛作呕已延数月，气阻血窒，经水不行，兼感微邪，营卫俱病，故寒热日作，舌色干绛，苔色干黄腐蚀，胃阴为里热所灼，未可投温燥。兹拟内养胃阴，外和营卫，兼佐泄肝调气之法，俾得阴液来复，方可着手。

醋炒延胡索　桂枝炒东白芍　酒炒木瓜　川石斛　酒炒川楝子　醋煅瓦楞子壳　吴萸汁炒细川连　炒丹皮　炒香西洋参　炒香小麦冬肉　坛降香片　醋炒小青皮　软白薇　鲜橘叶　竹二青　白杏仁

腹　　胀

顾　肝木犯脾[①]则呕，犯脾则胀，犯肺则气逆。木病久必归咎中土，腹胀艰纳，大便不时溏泄，乃中气已受其戕，动作气逆，肝气上逆于肺，故见偏卧之候。但久病正虚，未便专用疏泄，拟和胃健脾，兼佐泄木调气法。

生於术　盐半夏　小青皮　旋覆花　川百合　刺蒺藜　广郁金大白芍　鸡内金　左牡蛎　木蝴蝶　檀香片　枇杷叶　春砂仁

胃脘痛

朱　撑痛当脘，傍及左胁，痛甚则呕吐酸浊，脉象细弦，病缘肝木犯胃，挟中焦之痰浊上逆，气机失畅，营卫相忤，则形寒里热，风

---

① 脾：疑为"胃"之误，按清·林佩琴《类证治裁·呕吐论治》："呕吐症，胃气失降使然也，而多由肝逆冲胃致之。《灵枢》谓足厥阴所生病者，胸满呕逆是也。夫胃司纳食，主乎通降，其上逆而呕吐者，乃肝邪犯胃，或胃虚肝乘，故治呕吐，必泄肝安胃。"

木浮扰则耳鸣头眩，而总以肝病为主脑。拟方疏肝安胃，畅气化痰。

吴萸炒细川连　盐水炒淡干姜　醋煅瓦楞子壳　土炒东白芍　酒炒木瓜　醋炒小青皮　细桂枝尖　姜半夏　白茯苓　新会皮　竹二青　陈佛手　醋炒川楝子　姜汁炒白苡米　炒丹皮

痉　病

李左　痉病重则如痫，每发甚于寅卯[①]，醒则吐痰而神情始爽，脉来细数而弦，此由阴气不充，肝木失其涵养，因而化风生火，挟痰浊上窜，扰及两厥阴之脏。当养阴泄肝以治其本，清火化痰以治其标。病属脏阴受伤，难冀速效。

镑羚羊　东白芍　南沙参　白夕藜[②]　左牡蛎　细生地　煅龙齿　黑山栀　紫丹参　远志肉　陈胆星　广橘红　软白薇　竹二青

另磁珠丸[③]五钱，孔圣枕中丹五钱[④]，白金丸五钱，和匀，分五服，灯心汤下[⑤]。

不　寐

吴左　肝阴不足则肝阳浮扰，夜寐不稳[⑥]，其实阳失阴涵而不能静，非阳气之有余也，泄肝之药亦非所宜。刻诊脉形软细而数，不能鼓指，即肝阳有疲损之象，盗汗痉掣、多梦遗泄，阴弱而阳不内藏之征。治宜养阴潜摄，难许速效。

---

① 寅卯：《柳宝诒医案·神志》丁案作"寅时"，可参。
② 白夕藜：《柳宝诒医案·神志》丁案作"刺蒺藜"。
③ 磁珠丸：应为"磁朱丸"，后文中出现之"磁珠丸"者，均指"磁朱丸"。
④ 五钱：《柳宝诒医案·神志》丁案作"一两"。
⑤ 灯心汤下：《柳宝诒医案·神志》丁案作"临卧灯心汤送下"。
⑥ 不稳：《柳宝诒医案·神志》沈案二诊作"不安"。

西洋参　大麦冬　大生地　刺蒺藜　净萸肉　硃茯神[①]　制首乌　炒丹皮　煅牡蛎　生龙齿　东白芍　软白薇　净枣仁　炒当归　元眼肉

另天王补心丹、孔圣枕中丹相和服，开水送下。

肝　火

陈左　按脉右手浮数而弦，左手浮软如绵，阳升阴弱，木火内动[②]。其上半多汗，干咳，心烦，木火扰于心肺也。小溲不爽，木火注于膀胱也。然火愈燔则阴愈弱，延久恐难恢复。法当上清心肺，下养肝肾，以滋阴潜阳之意治之，而和络利水，即寓其中。

北沙参　淡天冬　大生地　左牡蛎　桑白皮　东白芍　地骨皮　粉丹皮　软白薇　建泽泻　金石斛　白蒺藜　枇杷叶　竹二青　车前子

虚　损

赵右　向质营阴不足，肝失所养，凤阳浮动则为鸣眩，木火刑金则为咳呛，内灼脏阴则为怔悸，下注冲脉则为经速，种种病情，颇难调治。所幸胃纳尚佳，可进滋养，姑拟滋营熄肝，以柔剂治之，合乎肝为刚脏之旨。

川连拌炒净枣仁　盐水炒石决明　牡蛎粉拌炒陈阿胶　大生地　刺蒺藜　白茯神　川百合　炒丹皮　东白芍　黑栀仁　甜菊炭　元眼肉　竹二青　太子参　北沙参

---

① 硃茯神：用朱砂拌的茯神，苏庆英编著《中医临床常用对药配伍》："茯神用朱砂拌者称朱茯神，又称辰茯神。"
② 动：《柳宝诒医案·肝火》伍案作"浮"。

水 肿

任左 两足浮肿，肤裂出水，经络中所蕴之痰湿尽注于下，横决而出。于病机尚属通顺，惟小溲短少，肾与膀胱气化乏权，不能通调水道，致三焦失决渎之司，而水湿之邪因之壅溢。至于痰气上逆，行动则喘逆愈甚，又属饮邪内阻，肾气不能摄纳所致。其上中脾肺之气，亦因湿阻而不能通运，故纳食之后，必搥背数通，始得舒降。《金匮》痰饮门中以五苓散与肾气丸并列，一以治膀胱，一以治肾，虚实兼顾治之，从此立意，兹拟煎方，用五苓合五皮法。

野於术　连皮苓　建泽泻　川桂枝　春砂仁　桑白皮　冬瓜皮广陈皮　制半夏　生牡蛎　怀牛膝　方通草　银杏肉　五味子_{干姜末}同打，蜜拌，炙黑

另用金匮肾气丸一两，每服三钱，临卧时开水送下。

再诊：肿势趋于两足，水流不止，周身痰湿均得藉此为出路，本无止涩之理、亦无止涩之法。惟高年脾肾两亏，肾阳亏，不能蒸化水湿，小便因之不利，脾阳亏，中气随湿下陷，跗肿因之不消，权衡于邪正之间。刻下不患痰湿之不去，而虑正气之不支，固本之道不外温肾培脾。仍拟用肾气丸，日服三钱，培脾之法，另方附后。

潞党参　生於术　广陈皮　川桂枝　川连炒干姜　车前子　左牡蛎　炙黑草　银杏仁　连皮茯苓　盐半夏　胡桃肉　苡米仁　怀牛膝　蜜炙五味

虚 损

毕右 咳嗽痰黄，经年不止，内热盗汗，经停脉数，是属营损金伤之候，神色枯瘁，气促胸板，肺金受伤已甚，而向患腹痛，便

溏下血，脾土先虚，而舌白少纳，又未可专投滋腻，病情错杂^①，用药是属碍手。姑拟培土生金，养阴和络，用上中同治之意，但顾虑既多，难于奏效。

北沙参　生於术　金沸草　川百合　川贝母　生蛤壳　生地炭
炒丹皮　炒麦冬　西砂仁　煨木香　广橘络　炙甘草　枇杷叶

虚　损

钱右　先患咯红^②，营阴亏损，复因时感发热^③，肺胃津液亦伤。咳迫气促^④，晚热盗汗，营阴之损象日深，脉来虚细而数，舌苔光绛不润，凭症论治，当下滋肝肾，上养肺胃，是属一定之理。惟食少便溏，已上损及中矣，又宜入培土之意，方为稳当。

北沙参　觅麦冬　生地炭　川百合　左牡蛎　东白芍　青霍斛^⑤
白扁豆　白苡米　软白薇　毛燕窝　枇杷叶　炒山药　丹皮炭　炙
甘草　白杏仁

另服琼玉膏四钱，临卧时枇杷汤送下。

再诊：前议养阴清肺兼培中土，阴热似属稍减，惟内热、盗汗、咳促^⑥、便溏依然如故^⑦，是肺胃之液、肝肾之阴一时均难遽复，且中气虚陷，大便不实。凡凉润之剂，尤宜斟酌用之。拟以培土生金为主，兼用滋摄之法。

---

① 错杂：《柳宝诒医案·虚损》尤案作"固深"。
② 咯红：《柳宝诒医案·虚损》孙案作"咯血"。
③ 复因时感发热：《柳宝诒医案·虚损》孙案作"因时感邪热"。
④ 气促：《柳宝诒医案·虚损》孙案作"气喘"。
⑤ 青霍斛：即"霍山石斛"鲜者，"霍山石斛"主产于安徽霍山县一带，称"霍斛""霍石斛"。清·赵学敏《本草纲目拾遗·卷三·草部上》："《百草镜》：石斛近时有一种形短只寸许，细如灯芯，色青黄，咀之味甘，微有滑涎，系出六安州及颍州府霍山县，名霍山石斛。"
⑥ 咳促：《柳宝诒医案·虚损》孙案作"咳喘"。
⑦ 依然如故：《柳宝诒医案·虚损》孙案作"频作不已"。

潞党参　北沙参　怀山药　白扁豆　白苡米　苋麦冬　五味子
炒丹皮　软白薇　紫蛤壳　青霍斛　毛燕窝　胡桃肉　制首乌　大生地

肝　火

顾右　向患肝脾不和，今则肝火偏甚，不能藏血，癸水淋漓不
调，时复逆行为衄，脉象虚细，左弱右弦，遇节发热，营阴为木火
所烁，阴血日虚，肝阳日亢，有延成营损之虑。拟用养血熄肝，调
畅肝营之法。

炒生地　东白芍　炒归身　粉丹皮　黑穭豆衣　生牡蛎　白薇须
广郁金　紫丹参　长牛膝炭　陈阿胶　黑栀仁　茜草炭　月季花
紫白石英

肝　火

黄右　经水先期而淡，此肝经有火，血不能藏，血少色淡，理
固然也。平素胃纳不多，则血无生长之源，头晕、内热，皆肝无血
养所致。调治之法，当滋养肝营以卫藏血之地，培养脾土以开生血
之源，而调补奇经亦当并用。

大生地　全当归　东白芍　生於术　春砂仁　广木香　炒丹皮
刺蒺藜　净枣仁　白茯神　甘杞子　石决明　菟丝子　紫石英　元
眼肉

腹　痛

曹右　少腹酸痛，牵引腰脐腿足，此由经络瘀阻，营气壅窒所
致。近更寒热绞闷，恶心头痛，左脉弦数，肝气、时邪同时搋发，

病机错杂，用药殊难。姑先泄肝和胃，兼佐通络之意。

川楝子　延胡索　广郁金　大豆卷　酒炒白苡米　当归尾　制半夏　杭菊炭　广橘络　吴萸炒川连　醋青皮　丝瓜络　干佛手　竹二青　酒炒怀牛膝

再诊：经停三月而作崩漏，下焦有瘀可知，四五日来崩势虽减，尚有淋漓不断，从前上中二焦肝气撑迫块痛，因此均得畅泄，则不特肝瘀从此疏达，并肝气亦由此泄降，诚于病机颇属顺利。惟少腹时觉牵掣不和，此必有余瘀留滞，致营络之气不克调畅。宜养营固奇，和络调气，乘此营血松动之时加意调理，可使从前宿疾一切扫除矣。

炒当归　生地炭　茜草炭　橘络核　紫丹参　制香附　石决明　西砂仁　丹皮炭　炒白芍　蒲黄粉炒陈阿胶　盐水炒厚杜仲　盐水炒川断肉

另以台参须[①]，鸡血藤膏，煎汤冲服。

腹　痛

蒋_右　唇舌紫晦，幼时已然，近来爪甲色青，营血凝涩已甚。年已及笄[②]而癸水未通，便下瘀紫黑血甚多，少腹绞痛，冲脉之气逆升于上，脉象细涩而数，营阻血瘀，病深气极，非温养疏通不能奏效，然病经十载，非旦夕可图也。

炒当归　制香附　台乌药　川断肉　紫降香　醋炒延胡索　酒炒宣红花　吴萸汁拌炒长牛膝　酒炙丝瓜络　酒炒东白芍　紫丹参　炒丹皮

---

① 台参须：即"党参须"，按"台参"为五台山党参的省称，也称"台党"。
② 及笄（jī，音机）：指女子到了可以许配或出嫁的年龄，《仪礼·士昏礼》："女子许嫁，笄而醴之，称字。"

另以上桂心、炙乳没香研极细末，分两服。

再诊：瘀血上吐下泄，近日其吐更甚，而气为之逆，脉形左手弦硬，右手细数，爪甲青色、唇舌紫晦较前稍有活润之机，惟气火上逆、目红喘促、血之壅滞者，尚未流通，仍当和营导瘀，佐以通降之法。

炒当归　楂肉炭　炒丹皮　炙乳没　酒炒赤白芍　旋覆花　生地炭　紫丹参　生锦纹^①　醋煅代赭石　红花煎汁拌炒怀牛膝　醋炒延胡索　西琥珀屑研细末冲服　真苏木　茺蔚子　黑全沉^②

虚　损

许_右　营阴亏耗，木火易浮，近因哀感过度，肝气上逆，肺气不降。向晚内热盗汗，肝阴伤而肝阳越也，咳呛不止，气从左胁上升逆于胸臆，正属木火刑金之候。但阴愈弱则热愈炽，金愈伤则木愈强，势必金枯阴涸，肝肺两损。调治之法，不外养阴清热，肃肺柔肝，务须舒怀调摄，庶可退出损途。

大生地　东白芍　西洋参　麦冬肉　紫蛤壳　南沙参　川贝母白苡米　煅牡蛎　枇杷叶　旋覆花　桑白皮　粉丹皮　软白薇　广郁金　竹二青

伏　温

王_右　温邪化热，经旬不解，肺胃阴液被劫，舌绛起刺，根苔灰燥，此浊痰积热熏蒸于上，已入蒙闭之途，脉象右虚左弦，大解

---

① 生锦纹：即"生大黄"，按一说为川大黄，一说为西宁大黄，因其色黄而带黑或棕红色弯曲线纹，故名锦纹或锦纹大黄。

② 黑全沉：即"沉香"，按"沉水"为判断沉香的一个外在标准，一般分为浮沉、半沉及全沉几种情况，"黑全沉"为等级较高者。

泄水不爽，老年正元先弱，不堪邪热之燔灼，况痰鸣气促，舌蹇神糊，均属至危之候。急与泄热救阴，清肺化痰，以图缴幸于什一[①]。

鲜生地　蒲荷叶　鲜沙参　生枳实　肥知母　京元参　凉膈散
乌犀角　西洋参　真川贝　嫩芦根　连翘心　广郁金　枇杷叶　蜜
竹沥姜汁少许冲入

伏　温

任左　壮热无汗，唇焦齿板，舌苔黄厚，边尖色绛，渴欲热饮，间有呕恶，腹痛拒按，大便始而溏泄，近六七日来闭而不行，小水短少，入夜谵语，脉数，至数不分，此伏邪挟痰积交阻，蒸蕴熏及营分之象。拟方先用二陈化痰，承气导滞，栀、豉彻邪，再兼清热之品，俾得外达，不至内陷为吉。

淡豆豉　制半夏　广陈皮　六一散　白杏仁　生枳实　瓜蒌皮
薄荷叶　大连翘　淡子芩　黑山栀　广郁金　生锦纹　鲜芦根　淡
竹叶

伏　暑

方左　暑湿之邪由募原而入，化热燔蒸于脘膈之间，内涉营分，熏及心包，热重于夜，神呆谵语，脉象浮数，唇色干焦，舌苔干板，前半起刺，热灼劫阴，势且内陷，得病七八日大解未行，腹痛拒按，阳明积滞未必无之，但年已望六，难免变生枝节耳。兹拟一方以图缴幸。

---

① 什一：即十分之一。按"什"通"十"，古代军旅五人为"伍"，二五叫"什"，《孟子·滕文公》："夏后氏五十而贡，殷人七十而助，周人百亩而彻：其实皆什一也。"

鲜生地　连翘心　元参心　黑栀仁　鲜石斛　瓜蒌皮　生枳实　炒丹皮　嫩竹叶　川贝母　鲜芦根　黑犀尖　茅根肉　银花炭　白杏仁

痃癖

张右　据述心下及左胁之块推之活动，按之作响，病在脾胃部分，此缘肝木乘土，木气陷于脾胃之络，痰凝气阻，络道不通所致，与痰凝坚聚之坚积有需乎攻消者似属有间。其脐左[①]竖长[②]之块，非块也。冲脉挟脐上行，凡病伤中气者，每见冲气上逆不柔，此病关涉本原，不但不可攻削，并破气药亦非所宜。惟左少腹之块在厥阴部位，病与疝气相似，乃肝气自结于本经，当用疏肝和络法治之。总之，此病全是肝气为患，木病乘土，中气受戕，治不如法，即有散而成胀[③]之虑，又当于疏泄肝木之中，处处卫护中气，勿使被伤，虽无速效，尚不至于生变耳。近复目珠生白翳，并无眵痛等象，此因脏气内滞致浊气上熏而然，与外受之风火不同，亦只可于疏肝养血中兼顾及之，无庸另法图治也。但管见所及，未识当否？录丸方一则即乞。

卓如我兄，正谬！

拟方用建中法以固中气，平胃、二陈法以疏痰滞，金铃子散以泄肝木，再参入和络调气之品[④]，作丸药，耐心久服，缓缓治之，盖久病无急攻法也。

小茴煎汁拌炒川楝子肉　姜制川朴　醋制延胡索　吴萸煎汁拌炒怀牛膝　土炒东白芍　醋炒小青皮　醋煅瓦楞子壳　水磨沉水香

---

① 左：《柳宝诒医案·痃癖》尤案作"下"。
② 竖长：《柳宝诒医案·痃癖》尤案作"坚长"。
③ 胀：《柳宝诒医案·痃癖》尤案作"臌"。
④ 调气之品：《柳宝诒医案·痃癖》尤案作"调气降逆之品"。

姜汁炒黑山栀仁　桂枝尖　姜半夏　当归须　广橘红　青木香　云茯苓　野於术　刺蒺藜　炒丹皮　生甘草

上药共研细，取净末，另用乌梅丸一两①，绿梅花蕊一两②，煎极浓汁，泛为丸，如梧桐子大，每服三钱，开水送下。

黄　疸

魏_右 胆木化火内陷于中土亦能发黄，病发于土而根于木，与寻常之黄疸不同。况素有湿热，复挟曲蘖③之性蒸于皮肤，淫于肌腠，故遍体作痒，温燥之药固非病情所宜，即清凉之法亦须循经按络，方能有效，兹拟清木和脾，兼解郁热。

细川连　茯苓皮　建泽泻　大豆卷　刺蒺藜　茅术皮　春砂仁鸡距子④　炒丹皮　苡米仁　川黄柏　地肤子　山栀皮　六曲炭　炒葛花

痰　火

王_右 尊嫂之恙前案已详，是属痰火留于肝胆包络所致，惟肌肤干燥，服去痰药，其病反甚，由此设想，因阴液耗烁，治痰之药未免嫌燥烈耳。鄙见拟用滋肝之药为主，佐以宁神化痰，取药品之纯润而不燥烈者用之，或能与病机相合，仿《道藏》补心丹、孔圣枕中丹、磁砾丸三方复合录于下，呈请采择。

---

① 乌梅丸一两：《柳宝诒医案·痕癖》尤案作"乌梅肉六钱"。
② 绿梅花蕊一两：《柳宝诒医案·痕癖》尤案作"绿萼梅蕊六钱"。
③ 曲蘖（niè，音涅）：原指发霉发芽的谷粒，后指"酒曲"，《尚书·说命》记载："著作酒醴，尔惟曲蘖。"
④ 鸡距子：即"枳椇子"，清·杨时泰《本草述钩元释义·卷十八·夷果部》："鸡距子，其树枳椇，夏月开花，枝头结实，如鸡爪形，嫩时青色，经霜乃黄，嚼之味甘如蜜。"

太子参　京元参　细川连　紫丹参　大生熟地　苦桔梗　川贝母　块辰砂　海牡蛎　九节菖蒲　远志肉　苋麦冬　化龙骨　灵磁石　炒黑归身　西珀屑　东白芍　黑栀仁　猪胆汁拌炒净枣仁

上药共为细末，用竹沥和姜汁少许泛丸，如梧桐子大，真辰砂为衣，临卧时每服三钱，灯心汤送下。

风　疹

王右　风疹起于痘后，此由外来之风与血络中之伏热相搏而成，热藏于络不得疏徹，故不易霍然即愈，甚则腹痛吐泻者，风气藏于肝，风木必伤脾胃也。此病虽非重证而除根最难，唯古方白蒺藜丸曾用之得效，兹仿其意拟丸方于下。

刺蒺藜　青防风　炒丹皮　赤白芍　黑稽豆衣　大生地　地肤子　净蝉衣　炒银花　炒黑归身　南薄荷　黑栀仁　软白薇　滁菊花

上药共为细末，用嫩桑枝煎汁泛丸，如梧桐子大，每服三钱，嫩米钩送下。此症或于到经、到时举发者，当加入益母草，或茺蔚子亦可。

肝　风

徐右　向质阴虚木燥，今年春夏，木火偏胜，因致眩晕、耳鸣，风阳浮越，迩①来潮热日作，鸣晕益甚，寤而少寐，显见肝火升动之象，观其食不变味②，则热之不由乎外感可知。所难治者，肺胃中素多湿痰，脾土久已受困，今为木火所蒸灼，上逆而为咳嗽气促，其面色浮晦，指尖微肿，是脾土之清气不升，肺胃之痰浊不降，此时

---

① 迩（ěr，音尔）：近之义，《说文解字·卷二》："迩，近也。"
② 食不变味：《柳宝诒医案·肝风》苏案同，疑"变"为"辨"之误。

若与滋腻养阴，则助其痰浊，若进温燥除痰，又恐助肝火，况舌质光滑少津，苔剥而浮，胃气既为痰浊所蒙，胃液又为肝火所烁，后天生气亦渐被戕伐矣。顷诊，脉象虚数，左关独浮，其为阴虚肝旺无疑。拟用潜熄肝阳，清化肺胃之法，冀其胃阴与中气渐振，方可着手。

东白芍　炒丹皮　滁菊花　软白薇　煅牡蛎　北沙参　生於术
霍石斛　白苋米　川百合　川贝母　盐半夏　怀山药　鲜竹茹　磁硃丸

肝胃不和

孙右　肝胃不和之病，久则胃气空虚，痰浊内阻，纳谷胀闷作呕，气逆不得下降，大便坚少，渐有膈症之象，兼以肝气窜扰入络，腰腹撑痛，气病及血，癸水不通。调治之法，当以通降胃气为主，而和营泄肝亦须兼顾及之。

盐水炒淡干姜　醋炒制半夏　酒炒川楝子肉　淡吴萸炒细川连
细桂枝　生枳实　土炒东白芍　云茯苓　醋炒延胡索　醋炒小青皮
乌梅肉炭　瓜蒌仁　旋覆花　紫丹参　姜汁炒鲜竹二青

再诊：脾为木侮则胀满，胃为木克则痛呕，理固然也。迩来纳谷痛闷欲呕，不得大便，经旬日不更衣，胸膈气窒，胃气肝木所冲激，失其顺降之常，因之痰浊内阻，中阳痞塞，久延不愈，势成膈症。前方用苦辛温降，似属偏燥。兹拟专以泄木清胃为法，冀其腑气行则中上得以疏畅矣。

吴萸汁炒细川连　姜汁炒瓜蒌皮　盐水炒广橘红　炒西洋参
薤白头　醋炒小青皮　醋炒制半夏　土炒东白芍　醋煅瓦楞子壳
云茯苓　姜竹茹　川石斛　生枳实　檀降香　陈香元皮　广郁金

三诊：大便通降，胃气得以下行，故纳谷渐增，脉象左弱右弦，腹中撑痛，头眩耳鸣，癸水愆期，此皆肝气不和，气病则营窒而化风生火，一切肝木之病相引而起。治当疏肝畅营为主，佐以熄风安胃之品。

醋煅瓦楞子壳　酒炒川楝子肉　东白芍　炒丹皮　归身炭　紫丹参　醋炒延胡索　醋炒小青皮　刺蒺藜　橘络核　滁菊花炭　西砂仁　台乌药　盐半夏　坛降香

类　中

缪右　向患风阳扰越，时作眩晕，迩来肢麻头重，痉瘈忡悸，病情偏重于右半，兼以嘈杂鲠逆，木火扰及肺胃。前人论风病，每以右半属痰，参观体质，近年转丰腴，其为气弱痰壅，盖无疑义。兹以内风易动之体，复挟痰火以助其势，窃恐有仆中之虞，急与熄肝化痰，疏气和络，庶不失曲突徙薪①之意云尔。

潞党参　东白芍　炒当归　粉丹皮　刺蒺藜　旋覆花　鲜首乌　制僵蚕　滁菊花　广橘络　扁金斛②　硃茯神　广郁金　川贝母　竹二青　盐水拌左牡蛎　酒拌炙大生地　盐水炒怀牛膝

川连煎汁拌炒净枣仁　醋煅灵磁石　甘枸杞　甘草汤制远志肉　黑全沉　黑栀仁　软白薇

上药煎浓汁，滤清去渣，再加竹沥十两、姜汁一两冲入，文火慢收成膏，烊入陈阿胶三两、熟白蜜十两，每晨开水冲服。

---

① 曲突徙薪：原义指把烟囱改建成弯的，把灶旁的柴草搬走，比喻事先采取措施，才能防止灾祸。语见《汉书·霍光传》："臣闻客有过主人者，见其灶直突，傍有积薪。客谓主人，更为曲突，远徙其薪，不者且有火患，主人嘿然不应。俄而家果失火，邻里共救之，幸而得息。"

② 扁金斛：即"金钗石斛"干品，"金钗石斛"茎黄而扁平，形如金钗，明·李时珍《本草纲目·草部·石斛》："其茎状如金钗之股，故古有金钗石斛之称。今蜀人栽之，呼为金钗花。"

呕 哕

叶_左 病由肝木伤胃，痛呕兼作，延久胃受戕贼，阳气不克运化痰涎则壅阻，纳谷式微，木火为湿痰所遏，时而上越，脉象弦长，左部较硬。刻下痛呕虽减，而纳谷日少，常吐清水，此乃胃阳困顿，不能与肝木相争，中气呆室，痰湿无外泄之路。当温胃化痰，疏泄肝木，仿时贤黄氏治法。

盐水炒淡干姜　盐水炒车前子　生枳实　炙黑草　野於术　云茯苓　新会皮　姜汁炒白苡米仁　姜半夏　东白芍　细桂枝　炒黑丹皮　姜竹茹

胃脘痛

周_左 肝木犯胃则痛呕，犯脾则胀满，先痛后胀，由府传脏，病较深矣，脉象右手弦数，左手较软，舌质与唇色偏红，兹以木旺土虚之体，复挟湿热内伏，中气不克输化，温燥之剂殆与体质不合。姑拟疏中泄木，兼合小温中法。

炒白芍　姜枳实　醋青皮　云茯苓　栋砂仁　制半夏　木蝴蝶　沉水香　紫苏梗　广陈皮　鸡内金　黑山栀　白薇须　生熟六神曲

另服小温中丸三钱，广皮汤送下。

痢 疾

夏 暑湿蕴于中焦，先患吐泻，转为滞痢，六七日来，上脘阻室胀痛，嗳哕不纳谷饮，脉形右手沉涩如丝，左关略浮，舌红苔黄，此必湿热之邪挟痰浊阻闭上脘，致肺胃之气均不通降，形同噤口，而与湿热闭结之噤口可以专用苦降者略有不同，际此邪遏气闭，病情甚属棘手。姑与汉彦大兄同议，芳香宣浊，苦辛泄邪之法，俾得转机再商。

广藿梗　白杏仁　生枳壳　广郁金　小青皮　老苏梗　鲜橘叶盐半夏　大豆卷　白茯苓　姜汁炒瓜蒌仁皮　淡干姜炒川连　干石菖蒲根　软白薇　玉枢丹　姜汁炒竹茹

带　下

钱右　脾土先虚，湿邪留滞，水谷之液不能化为营血，乘奇脉空虚，下注而为白带连绵①，每发于经期之前，此因冲任气动，则带脉亦因之下陷也。刻诊右关脉弦，中气不旺，左脉软弱，右尺数大，舌质偏红，乃营血不足，虚火易动之体，滋养肝肾，统摄奇经，是为正治。惟此证又当培脾利湿，兼固带脉，或与病机有裨②。

潞党参　野於术　云茯苓　炙黑草　东白芍　大生地　炒归身炒山药　枸杞子　川续断　煨木香　苡米仁　银杏肉　鲜首乌　女贞子　盐水炒菟丝子　盐水炒煅左牡蛎　盐水炒沙苑子　盐水炒阳春砂仁　盐水炙黑川黄柏　炒粉丹皮

上药煎汁熬收，烊入陈阿胶三两、白蜜十两收膏，每晨空心陈皮汤冲服两许。

另以威喜丸、三才封髓丹各一两相和，每服二钱，开水送下。

---

① 乘奇脉空虚，下注而为白带连绵：《柳宝诒医案·妇人》范案作"乘奇脉之虚，下注而为带下"。

② 或与病机有裨：原作"或与病有机有裨"，《柳宝诒医案·妇人》范案作"乃与病机有裨"，据此改。

带　下

徐右　向患淋带有年，今春剧发，渐觉少腹胀满刺痛酸坠，大解不爽，小水淋数，所下带浊，杂色粘厚如脓，推其病源，先因肝气不调致营血瘀阻，更因脾运不旺致湿浊留陷，瘀湿内壅，下注于奇经，蒸蕴而为秽浊，此带下之所由来也。刻下病久正伤，不特肝营就损，即脾土亦形困惫，面𬺈肿浮，虚热上烘，脉象细弱无神，舌尖红而碎，肝脾两脏损象已深，而二便窒滞，奇经中之瘀浊一时不克清泄[①]。调治之法，虚实两面均难偏顾，殊属棘手，姑拟培补肝脾，舒气养营，仍兼疏通瘀阻[②]之意，俾得气营两畅，方可专意培补，以收全功耳。

炒当归　真於术　春砂仁　东白芍　炒丹皮　带皮苓　川断肉车前子　广木香　茜根炭　红花煎汁拌炒怀牛膝　盐水煅左牡蛎酒炒白苡米仁

另用真西珀四分，乳香三分，共为细末，作丸吞服。

痿　病

孙左　向患足膝痿弱，今因时感之后，脉象偏数，左部较硬，内热不化，考《内经》痿论，始因肺热叶焦，继由胃阴枯乏，不能束筋骨，利机关，总归内热阴伤所致，但热不除则阴不复，而痿病亦无由而愈。兹拟清润阴液，滋补肺胃。

西洋参　南沙参　肥玉竹　大麦冬　炒丹皮　大生地　淡天冬生於术　川石斛　川百合　东白芍　软白薇　春砂仁　桑白皮　丝

---

① 一时不克清泄：《柳宝诒医案·妇人》岑案作"仍未清畅"。
② 瘀阻：《柳宝诒医案·妇人》岑案作"瘀浊"。

瓜络　盐水炒广陈皮　酒炒白苡米　盐水炒黑怀牛膝

上药煎汁，滤清去渣，加入陈阿胶二两、白蜜三两收膏，每晨开水冲服两许。

痢　疾

杨左　痢久伤阴，兼以便血过多，左脉虚软，其营血之亏所不待言，故每值烦劳[1]动气则气坠愈甚，饮食失节亦如之，是不特脾气疲损[2]，并少阳生发之气亦形虚陷矣。拟方培补肝脾为主，佐以养阴摄营，俾得营阴恢复，可许诸恙渐能脱体。

西潞党　野於术　炒归身　云茯苓　炙绵芪　东白芍　大生地炙黑草　广陈皮　炒山药　醋柴胡　煅牡蛎　春砂仁　粉丹皮　炒槐米　煨木香　净枣仁

上药滤清去渣，文火熬收，烊入蒲黄粉拌炒真阿胶三两、冰糖十二两收膏，清晨开水冲服。

咳　血

曹左　咳逆音破，金体先伤，近吐瘀紫痰浊，胸胁板痛，脉象浮软细数，左手较大，舌底色绛，气息短促，此乃邪热留于营络，与肺经[3]所蕴之痰浊纠结熏蒸，津液被其消烁，化为脓浊，症情与肺痈相似，而图治不同。刻下阴液已伤，而瘀热未净，当先清养肺阴，疏泄瘀热。

南沙参　冬瓜仁　白苡米　粉丹皮　杏、桃仁　鲜生地　蛤黛散

---

① 烦劳：《柳宝诒医案·痢疾》徐案作"劳苦"。
② 疲损：《柳宝诒医案·痢疾》徐案作"受损"。
③ 肺经：《柳宝诒医案·咳血》韩案二诊作"肺金"。

桑白皮　川贝母　忍冬藤　瓜蒌皮　细生地　嫩芦根　枇杷叶　新绛屑①

呕哕

李左 肝气上逆，肺气不降，胃气被其搏激，失其通降之常，哕哕不已，纳谷哽噎，脉形滑而神不爽。前医谓痰气相搏，信然。但治痰必先理气，拟与通降肺胃，佐以疏肝化痰。

旋覆花　姜半夏　瓜蒌皮　干薤白　川贝母　广郁金　广橘红粉前胡　川百合　竹二青　枇杷叶　生枳壳　川楝子

另用桂丁子、白蔻仁各三分，研细冲服。

咳嗽

张 先咳黄痰，痰浊壅于肺胃，为木火所灼，蒸烁日久，金脏受伤，肺损及胃，舌色光红，饮食少纳，此与上损及中者无异，而左关脉弦数，肝火仍未清泄，调治颇为棘手，姑与肃肺养胃，清泄木火。

北沙参　川百合　黑栀仁　蛤黛散　炒粉丹皮　鲜石斛　白苡米　川贝母　粉前胡　小麦冬肉　东白芍　桑白皮　竹二青　枇杷叶　刺蒺藜

咳血

严 先由痰浊蕴于肺胃，复感燥热②之邪，蒸蕴于内，肺金被

―――――――――
① 新绛屑：即降真香的细屑，明·卢之颐《本草乘雅半偈》："降真，原名新绛。出黔南、南海山中，及大秦国。似苏方木，烧之不甚香，得诸香和之，则特美。入药以番降，紫而润者良。"
② 热：《柳宝诒医案·咳血》岑案作"烈"。

烁，咳逆不已，痰秽带红，自夏徂秋，浊热仍未清泄，脉象软数带弦，与虚热致损者不同，但舌色深绛无苔，间有疳点，胃中津液被涸，仍有郁热内蒸。凡胃阴伤者，用药最难得效。姑拟清养胃阴，润降肺金，兼佐清泄郁热，疏化秽痰之意，总以胃阴得复为第一要义。

生洋参　南沙参　冬瓜仁　白苡米　马兜铃　鲜石斛　忍冬藤　川百合　川贝母　炒丹皮　枇杷叶　合欢皮　丝瓜络　青芦管　紫蛤壳

痰　饮

邓　前进温化法，呕吐稍减，而涎沫之上泛者仍多，胃中湿饮凝聚，不得通降，则上逆而为反胃。所难治者，肝脉不平，脘左隐痛，每当咳甚，即有哕气上出，此必痰瘀阻窒，郁久化热，有内痈之虑。治之之法，温[1]则助热，凉则助饮[2]，颇难着手。姑与疏浊和胃，宣通其壅。

盐半夏　云茯苓　紫丹参　白杏仁　绛屑同包旋覆花　广橘红　大桃仁　炒丹皮　忍冬藤　姜汁炒白苡米　降香片　竹二青　广橘白　广郁金　乳香末拌炒当归须

痰　厥

俞　卒然暴厥，痰气内壅，风阳上越，舌蹇不语[3]，痰鸣气逆，病因肝肾先伤，致风痰乘虚蒙闭，但风痰为标，正虚为本，口开手撒，虚象全露，恐即有厥脱之虞。姑拟固本熄风，化痰通络，标本

---

[1] 温：《柳宝诒医案·痰饮》仰案二诊作"燥"。
[2] 饮：《柳宝诒医案·痰饮》仰案二诊作"湿"。
[3] 舌蹇不语：《柳宝诒医案·神志》蒋案作"口噤不语"。

兼治，以冀万一之倖。

吉林参　制附子　东白芍　煅牡蛎　刺蒺藜　陈胆星　怀牛膝
制僵蚕　川贝母　石决明　女贞子　制首乌　鲜菖蒲　荆竹沥　生
洋参

类　中

徐左　痰火乘风阳之逆，上蒙灵窍，外注筋络①，神明形体均觉
废而不用，右脉弦滑而硬②，歇止不匀，舌蹇语塞，经络之气为痰涎
阻闭，此乃类中门中痰之症，但病历半载，神情呆钝，治之不易，
断非旦夕可图③。姑拟清泄痰火，先疏筋络④，后治府脏。

羚羊角　西洋参　桂枝尖　陈胆星　干石菖蒲根　当归须　广
橘络　东白芍　炒丹皮　盐水炒细川连　荆竹沥⑤　黑山栀　刺蒺藜
远志肉　明矾水拌烘郁金

痰　饮

顾左　病系痰饮内聚，胃气不得舒降，木气为湿土所郁，渐至
化风生火，其呕吐痰涎、大便溏闭、不时气逆头痛诸病，概由乎此。
左脉弦细而数，右寸关浮搏而数，是肺胃之气为木火所冲激，不特
上逆而为呕，抑且掣及筋络。兼以阴虚之质，木火益逞其威，故有
口渴内热之症，温中蠲饮自属正治，但与阴虚肝热者，恐有劫阴之

---

① 筋络：《柳宝诒医案·类中》梁案一诊作"经络"。
② 右脉弦滑而硬：《柳宝诒医案·类中》梁案一诊作"右关弦硬"。
③ 治之不易，断非旦夕可图：《柳宝诒医案·类中》梁案一诊无此句。
④ 筋络：《柳宝诒医案·类中》梁案一诊作"经络"。
⑤ 荆竹沥：《柳宝诒医案·类中》梁案一诊作"另：竹沥、荆沥（合入姜汁两匙
　　冲服）"。

弊。拟仿西昌喻氏关格治例，肝胃两调，寒热互用，冀其通降为吉。

盐水炒淡干姜　吴萸汁炒细川连　姜汁炒黑栀仁　真洋参　姜半夏　东白芍　川桂枝　生枳实　酒炒川楝子肉　醋煅瓦楞子壳　姜汁炒瓜蒌皮仁　云茯苓　炒苏子　竹二青　煅牡蛎

内伤发热

吴　诊脉虚细而数，向晚内热盗汗，此阴气先虚，微邪内恋，项侧核胀，木火挟痰涎上窜于络，大凡木火之不熄，由于阴气之不充。前贤谓稚①年阳常有余，阴常不足，其实非阳之有余，乃阴气稚弱，不足以配阳，故转见②为有余也。钱仲阳③先生以六味主治，其意正为此耳，但此症兼有微邪，当先与养阴澈④邪，疏化阴分之热，俟热退后，遵用古法治之。

太子参　细青蒿　软白薇　粉丹皮　炒小生地　黑山栀　左牡蛎　象贝母　赤、白芍　嫩钩藤　地骨皮　夏枯草　淡酒芩　生甘草　白杏仁

痰　饮

任左　贵质偏于气弱多痰。而痰之多由于脾脏浊热内伏，致胃气不克清输津液⑤，郁而为痰，与寻常浊痰之可用温燥者其源不同。

---

① 稚（zhì，音至）：同"稚"。
② 故转见：《柳宝诒医案·小儿》吴案作"故阳转见"。
③ 钱仲阳：原作"钱颂阳"，据《柳宝诒医案·小儿》吴案改。按宋代医家钱乙，字仲阳，清·周学海《钱仲阳传》："钱乙，字仲阳。上世钱塘人，与吴越王有属。"
④ 澈：同"彻"。
⑤ 致胃气不克清输津液：《柳宝诒医案·痰饮》伍案三诊作"致胃气不能清输，而胃中津液"。

其气道为痰浊所窒，则肺不能降，肾不能吸，举动则息促有音①，亦与寻常纳气之药不合。拟方以清泄中焦为主，佐以培元肃肺法。

炒党参　淡酒芩　制半夏　生甘草　白茯苓　新会皮　旋覆花
金石斛　姜竹茹　炒苏子　野於术　细川连　盐水炒瓦楞子壳

另以吉林参同化橘红煎服。

淋　浊

卞右　癸期迟而淋沥不断，少腹气滞，奇经之气不得疏畅也。而脘绞少纳，头晕偏痛，则肝阴内亏，而肝阳上越矣。小便坠痛而涩，兼有血丝，病在气淋、血淋之间。腰酸带下，又属脾虚湿陷，奇经之不能固摄所致。纳谷作胀，肝脾不和，脉象虚细弦数，气虚而窒，血虚而瘀，病情虚实纷错，调治殊难着手。姑与气血两调，佐以上熄风阳，下疏瘀湿，冀其渐得松机。

当归须　制香附　川断肉　紫丹参　台乌药　潼沙苑　东白芍
西砂仁　马料豆　石决明　杭菊炭　白苡米　银杏肉　炒於术　稽
豆衣　盐水炒厚杜仲　盐水炒菟丝子　陈香元皮

痰　饮

卢　病情展转，补泻杂进，延今一载有余。近日足痿色浮，呕恶闷痛，多服辛热之物，遂增烦躁气迫，甚则呼痛欲绝。细究病源皆因痰阻气窒，致阴阳两气否膈不和，各致其偏之极，复挟痰气蒙冒升逆，故病状变幻若此，正气乖乱，用药颇难。姑拟交济法，佐以疏通痰气。

---

① 息促有音：《柳宝诒医案·痰饮》伍案三诊作"气促有异"。

盐水炒黑长牛膝　酒炒川楝子肉　鲜石菖蒲根　旋覆花　盐半夏　广陈皮　辰砂拌茯苓神　醋煅瓦楞子壳　真黄精　紫石英　广郁金　陈胆星　醋炒延胡索　象贝母　姜汁拌炒竹茹　细川连先用盐水炒，再以细桂心二分煎汁拌收，炒黑

用阴阳水①各半煎服。

虚　损

王右　咳嗽起于去冬，原因外邪乘袭②。自春徂夏，木火郁蒸，渐至经停，脉数内热，音破，肺金为痰热所蒸灼，肝肺③两阴俱损，而痰热之郁于上者仍未清泄，舌苔薄黄，兼有暑积内蕴④。兹当正虚邪恋，调治甚难，姑与养阴清肺，兼疏浊积。

南沙参⑤　生地炭　炒丹皮　软白薇　紫菀肉　瓜蒌皮　白杏仁　苡米仁　广郁金　广橘红　鸡内金　生蛤壳　川贝母　大豆卷　枇杷叶　焦枳实

肢　体　痛

龚　时邪之后，中气虚陷，湿浊留恋，肤肿乏力，脾气下陷也。腰俞酸痛，睡至子夜则痛剧，此因肾气虚弱，湿邪乘而注之，睡则督脉阳之气留着不运，故痛甚也。而足跟作痛，三阴经气亦虚。刻下间有寒热，中焦余邪未清，滋补之药尚宜缓进。

---

① 阴阳水：凉水和开水合在一起的混合水，《本草纲目·水部·地水·生熟汤》："以新汲水百沸汤合一盏和匀，故曰生熟。今人谓之阴阳水。"
② 原因外邪乘袭：《柳宝诒医案·虚损》张案作"必因外邪袭肺"。
③ 肝肺：《柳宝诒医案·虚损》张案作"肝脾"。
④ 暑积内蕴：《柳宝诒医案·虚损》张案作"暑积不清"。
⑤ 南沙参：《柳宝诒医案·虚损》张案作"南北沙参（各）"。

大豆卷　生於术　广橘络　西砂仁　金毛脊^①　炒当归　制半夏
白茯苓　香青蒿　淡子芩　细桂枝　炒苡米　建泽泻　生姜皮　白
杏仁

痕　癖

章　病邪留恋入络，左胁结痕，时或撑及上脘则气迫胸窒，纳
谷不得舒畅，时有寒热，近似疟状。兹所虑者，邪居肝脾之络，上
而窒及肺胃之气，下则耗及肝肾之阴，恐其脏气内窒，渐成腹满之
候，脉象虚细带弦^②，寐则盗汗，足底掣痛，三阴经气亏矣^③。拟方先
用疏络泄邪，宣通气结之法。

桂枝尖　东白芍　生鳖甲　左牡蛎　粉丹皮　醋延胡　醋青皮
川楝子　嫩青蒿　白薇须　旋覆花　紫丹参　当归尾　炙鸡金　广
木香

再诊：病邪留恋于阴络，胁痞脘闷^④，晚热如疟，脉来细数而弦，
阴虚脾弱，邪机交结^⑤，舌色偏红少苔，阴伤热恋，正气已虚，而图
治之法，用药殊属碍手，温燥则虑其伤阴，滋补又虞其滞气，只宜
前法中参入养阴扶正泄邪之意，俾得邪机外转，方有把握。

此方未见^⑥。

---

① 金毛脊：即"金毛狗脊"的省称，张山雷《本草正义·卷之二·狗脊》："狗脊本
　有二种，一种似狗之脊骨，古之所用也；一种有金毛而极似狗形，今谓之为金毛
　狗脊。"
② 弦：《柳宝诒医案·痕癖》潘案一诊作"数"。
③ 寐则盗汗……三阴经气亏矣：《柳宝诒医案·痕癖》潘案一诊此处无，在前"近
　乎疟状"后，作"而多盗汗，足底掣痛，则三阴之经气亦亏矣"。
④ 胁痞脘闷：《柳宝诒医案·痕癖》潘案二诊作"胁满痞闷"。
⑤ 交结：《柳宝诒医案·痕癖》潘案二诊作"交阻"。
⑥ "再诊"原书未见附方，《柳宝诒医案·痕癖》潘案二诊附方："生鳖甲、全当归、
　白芍（土炒）、桃仁泥、桂枝、丹皮（酒炒）、广木香、川郁金（醋炒）、小青皮
　（醋炒）、北沙参、大腹皮、苏梗、茅根肉（生姜同打）。另鳖甲煎丸，空心开水
　送下。"

痢　疾

唐_右　赤白痢已近三候，积滞行而未畅，热势亦仍留恋。昨忽小产，六脉陡觉空虚，依然胸膈闷滞，时形节恶，上焦邪热郁而不宣，下部瘀血尚待导注，防有热陷心包，神昏致痉等变，姑拟一方觇^①其动静。

姜汁同打鲜生地　小茴香拌炒粉归身　紫丹参　南楂炭　淡吴萸炒赤白芍　姜汁炒竹二青　制香附　桃、杏仁　炒延胡　益母草煎汤代水　盐半夏　荆芥炭　泽兰叶　淡酒芩　广郁金

内伤发热

刘_右　瘀血通行，营络之气得以疏化，惟脉象尚弦，营中余热未清，况瘀去营虚，易生内热，此次之脉数，内热兼有虚实两层，疏通瘀血当兼扶正之意，滋养营血宜防涩滞之弊，拟方用四物加味。

大生地　炒当归　东白芍　川芎炭　炒丹皮　红花煎汁拌炒怀牛膝炭　大桃仁　川、广郁金　紫丹参　软白薇　降香片　盐水炒厚杜仲　细青蒿　益母草煎汤代水　竹二青

腹　痛

华_右　素体营血不充，不能涵养肝木之燥，则化风生火，上逆不静，兼以气分郁阻，木失条达之性，横克胃土，故腹痛攻撑，少纳易胀。此气血非特两虚而又两窒，疏之则嫌其克消，补之又恐其

---

① 觇（chān，音掺）：观察之义，东汉·许慎《说文解字·见部》："觇，窥也，从见占声。"

壅阻，兹拟膏方养血滋肝，畅气和胃，两层兼顾，或不至有偏胜之虞。

潞党参　真於术　大生地　西砂仁　煨木香　炒黑全当归　土炒东白芍　制香附　紫丹参　滁菊花　醋煅石决明　醋炒小青皮　炒丹皮　炒黑净枣仁　广郁金　鲜竹二青　川石斛　酒炒川断肉　生炙甘草　盐水炒广陈皮　镑沉香　旋覆花　制首乌　黑穭豆衣　青盐半夏

上药熬收，烊入清阿胶二两，酌加冰糖收膏。

痰　核

徐　痰核数年，有继长增高之势，此症起由木火升窜，顽痰随之而结于络膜之间，日渐增积如沙碛然，虽以药力攻化，最难得效，脉象不甚结实，正气不充，宜以养正清木[①]之剂，调其本源，佐以清痰化坚[②]之法，缓图取效，倘用猛峻攻消，非所宜也。

北沙参　粉丹皮　黑山栀　左牡蛎　海藻　大白芍　广橘络广郁金　竹二青　昆布　盐半夏　夏枯草　刺蒺藜　生洋参　射干

怔　忡

俞右　惊气悸入心，痰涎内结，肝木郁而化火，移热于肾，始则悸忡晨[③]动，继则如狂如癫，今则神志糊惑，吐沫不已，肾气上泛，廉泉不收。清心熄肝，摄肾化痰，是其治也。

白石英　煅赭石　煅磁石　生牡蛎　酒炒川连　盐半夏　生甘草

---

① 清木：《柳宝诒医案·痰核》田案一诊作"清化"。
② 化坚：《柳宝诒医案·痰核》田案一诊作"软坚"。
③ 晨：《柳宝诒医案·卷四·神志》黄案作"震"。

辰茯神　广陈皮　远志肉炭　煅龙齿　天竺黄　连翘心　煅石决
炒净枣仁

　　另以雄黄一钱，明矾一钱，郁金五钱，硃砂一钱为丸，钩钩汤
送下。

伏　温

　　赵左　壮热，头汗淋漓①，时有谵语，热甚于阳明之证，而颧红
不散，舌尖干绛，伏温之邪尚有未经外透者，虽屡次下泄，热不为
减，其邪之重可知，右脉弦硬搏急，热邪在气分熏灼。姑拟辛②凉泄
热，佐以凉膈透邪，俾得从此转机，庶无变端。

　　淡豆豉　黑山栀　玉泉散　炒银花　凉膈散　鲜生地　京元参
肥知母　大麦冬　陈胆星　辰茯神　石菖蒲　白杏仁　鲜芦根　淡竹叶

虚　损

　　苏右　证由疟邪内陷，寒热连绵③，经停、盗汗。顷诊，脉象软
细而数，右部带弦，脐右疼痛日作④，舌尖红苔黄，泄泻少纳，指
浮⑤，种种见端，因邪陷而伤阴，由阴耗而营损。兹所虑者，刻已损
及中焦，未便多进滋补，用药殊难为力耳。

　　炒当归　生地炭　野於术　青蒿子　软白薇须　丹皮炭　醋青皮
紫丹参　生鳖甲　阳春砂仁　焦谷芽　干荷叶　广木香　吴萸汁拌
炒东白芍

---

① 壮热，头汗淋漓：《柳宝诒医案·伏温》柳案四诊作"热炽头汗"，南中医油印本
"伏温"赵案四诊作"热炽，头汗多"。
② 辛：《柳宝诒医案·伏温》作"清"。
③ 寒热连绵：《柳宝诒医案·虚损》范案作"渐至寒热往来"。
④ 脐右疼痛日作：《柳宝诒医案·虚损》范案作"脐左瘕块日作"。
⑤ 指浮：《柳宝诒医案·虚损》范案作"肢浮"。

肿　胀

言左　腹胀如臌，小溲不畅，似属湿热为病，但脉象左关不和，右手按之弦数而硬，曾经吐瘀便黑，胀势减而仍增，此由肝气内郁，气聚则血凝，复挟木邪乘土，脾伤湿壅，与痹病湿热者不同，所虑脏气内窒，难必其行动有权耳。

醋炒延胡索　当归须　广陈皮　醋炒小青皮　川通草　连皮茯苓　桃杏仁　姜汁炒小枳实　酒炒东白芍　炒於术　泽兰叶　姜汁炒黑栀仁　阳春砂仁　生枳壳

另以小温中丸三钱，开水送下。

西珀屑三分，锦文大黄八分，同红花酒制为丸，广陈皮汤过下。

产后中风

张右　浮肿稍减，而四肢麻酸不仁，阴络热而阳络寒，脉象软数，风气乘产虚而流注四末，较之寻常风疾尤难调治。拟方用清营、透络、泄风之法，然必耐心久服，方能有效。

细桂枝　炒赤芍　粉丹皮　川独活　夜交藤　全当归　五加皮　羚羊片　广橘络　细生地　炒牛膝　左秦艽　丝瓜络　嫩桑枝　白蒺藜

以嫩桑枝、生甘草煎汤，日洗四肢一次。

咳　血

汤左　呕血两次，血络空虚，因而生热，右[1]半身牵强不舒，即

---

[1] 右：《柳宝诒医案·咳血》丁案作"左"。

血络痹阻之证，但内热熏上，肺金受灼，咳逆息促，将成上损之候。故《金匮》以血痹、虚劳列为一门，即此意也。姑与畅营清阴、保肺，两法并治。

炒归尾　桃仁泥　大生地　软白薇　酒炒赤芍　川百合　炒丹皮　紫蛤壳　紫丹参　茜草根炭　北沙参　参三七　枇杷叶　炙紫菀　真陈阿胶

咳　血

平左　咯血屡发，向患痰咳多年，肺胃不能清降，近因暑热烁金，营阴不守，血色鲜厚，势且引动肝肾。脉象弦数而硬，的属阳气不藏，阴血外溢，在咯血为重症，拟方以熄潜为主，佐以清降。

西洋参　大生地　淡天冬　鲜生地　鲜南沙参　元武板　左牡蛎　怀牛膝　软白薇　粉丹皮炭　鲜藕汁　当归须　秋石屑　炒白芍　潼沙苑子

肿　胀

江左　肝升太过，肺降不及，眩晕麻痛，咳喘脘胀，肝与肺胃之病层迭错出，而胀势偏于右脘，不特胃气不舒，兼有痰浊内阻，仿氏法 ①，疏木泄清风，肃降肺胃。

川桂枝　刺蒺藜　旋覆花　石决明　土炒大白芍　炒当归　广陈皮　粉丹皮　川贝母　制马料豆　陈木瓜　姜竹茹　香橼皮　盐半夏　连皮茯苓

---

① 仿氏法：此处疑脱字。

淋　浊

许左　淋痛稍减，而小溲澄如沙，气陷不爽，湿热乘虚下注，肾气不能收摄，脉数，左尺不静，病重于午后，更兼内热，真阴之气亦虚矣。拟方以固摄肾气，于养阴兼清之意，未可专恃通利也。

细生地　盐水炒潼沙苑　白茯苓　炒黄怀山药　盐水炒川黄柏　盐水炒菟丝子　西砂仁　生於术　海金沙　北沙参　绵黄芪　左牡蛎　干荷叶蒂　川石斛　建莲草子①

另以威喜丸、三才封髓丹各一两相和，每服三钱，开水送下。

肤　胀

章右　崩漏之后转为肤胀，四肢、膺乳胀及脾肺之分，气升息促，不得平卧。此血病而及于气，下病而及于上，在病机中为最重之候。兹值天气炎暑，经来如黄水，脾土渐壤坏，先与清调。

生於术　茯苓皮　桑白皮　大腹皮　白杏仁　炒当归　象贝母　紫丹参　白苡米　广郁金　枇杷叶　炒山药　香元皮　川方通②　瓜蒌皮

痕　癖

陈右　经治后，少腹痛势略减，而癸水未通，营气仍窒，少腹块坠不化，此症虽有瘀血内阻，而内热少纳，脉数，色浮，血之来

---

① 建莲草子：即"莲子"，按福建北部建宁、建阳、浦城、崇安等地区历史上归属建宁府，该地盛产莲子，品质优良，其所产的莲子称为"建莲"。

② 川方通：方通，通草别名。中国药学会上海分会等合编《药材资料汇编》："通草，习称方通、丝通……川方通，性软糯，品质较高。"

源本少，专与消克，更伤正气。治当参用增水行舟之法，于养营中复入和瘀畅气之法，乃为稳便。

炮姜炭煎汁拌炒大生地　小茴香煎汁拌炒全当归　西砂仁　蒲黄粉　吴萸煎汁拌炒怀牛膝　桂心煎汁拌炒川断肉　醋炒延胡索　制香附　紫丹参　酒炒五灵脂　广木香　坛降香　酒炒东白芍　炒橘核

内　痈

龚　咳引左胁作痛，痰色瘀紫，气息腥秽，瘀阻肝肺之络，为暑热所熏蒸，化津液①为臭腐，脉象软数，舌色干红，脏阴已伤，而瘀热未化，仿内痈初溃例，用苇茎汤加味。

鲜沙参　白苡米　冬瓜仁　大桃仁　瓜蒌皮　当归须　桑白皮连翘壳　丹皮炭②　忍冬藤　青芦管③　枇杷叶　软白薇　川贝母川石斛　鲜藕煎汤代水

疠　风

方左　久患疠风，皮肤紫块流血，筋节麻木，复增头眩心绞，口目牵掣，风毒之营在营分者，不特外走经络，抑且内攻脏腑，病势深重，断非旦夕所能取效。姑与凉营养血，疏泄风毒。

细生地　赤白芍　粉丹皮　左秦艽　制僵蚕　羚羊角　刺蒺藜嫩桑枝　夜交藤　忍冬藤　油松节　地肤子　生甘草　五加皮　东白芍

---

① 津液：《柳宝诒医案·内痈》顾案作"津血"。
② 丹皮炭：《柳宝诒医案·内痈》顾案作"粉丹皮"。
③ 青芦管：《柳宝诒医案·内痈》顾案作"青芦根"。

淋　浊

黄左　久患淋浊，肾阴必伤，阴虚生热，上烁肺金，则干咳作矣。脉来细数，左手带弦，兼见盗汗、梦遗，悉属阴伤之证。治当以养阴为主，佐以肃肺化热。

大生地　炒怀药　炒丹皮　云茯神　大白芍　北沙参　软白薇　麦冬肉　春砂仁　建莲子炒黄　盐水炒建泽泻　盐水炒川黄柏　生煅左牡蛎　真阿胶　竹二青　老枇杷叶

肠　风

鲁左　便血如线而出，本属肠风，但今大便溏垢不爽，舌苔黄浊晦厚，脘闷不纳，内热神倦，此乃湿积之邪留恋中焦，气机不能疏化，病情与滞痢相等。当从气分疏化，佐以和营清风。

川黄柏　茅术炭　广陈皮　春砂仁　川中朴　煨木香　连皮苓　枳壳实　晚蚕沙　焦楂肉　归身炭　炒丹皮　黑防风　槐米炭　炙鸡内金

另以鲜藕、干荷叶煎汤代水。

关　格

陶右　脘痛当心，甚则肢支厥，呕吐清水，不得安谷，大便艰涩，始由肝气不和，久而气瘀交阻，脉象弦细而数，舌色偏红，木火内燃，胃阴被涸，久延不愈，势属关格重候。姑与熄肝养胃，疏畅气瘀，但病关情志，非徒药饵可瘳，务必开放怀抱，怡悦调摄，庶克获效。

旋覆花　广郁金　当归须　杏桃仁　紫丹参　代赭石　紫菀肉
东白芍　鲜橘叶　竹竹青①　吴萸汁炒细川连　醋煅瓦楞子壳　乌梅
肉炭　扁金斛　炙乳香　鲜首乌　火麻仁　生白蜜

虚　损

曹右　天癸已停一载，而无块痛之症，脉来细弱，左手微弦，胃纳减少，形神日削，兼做胀闷内热。谅系先天营气本弱，加以肝木失调，气机阻窒，而血液亦因之不畅，治法与瘀阻者显见不同。先拟畅肝和脾，俾纳谷渐旺，方可通调营分。

土炒东白芍　土炒粉归身　生於术　大麦冬　潞党参　炒丹皮
醋炒制半夏　炒黑净枣仁　醋炒小青皮　炒香秫米　炒香谷麦芽
西砂仁　制香附　广木香　鸡内金　紫丹参　云茯神

再诊：经停内热而无瘀阻见证，其为营虚血少无疑。细究病源，总因肝胃不和，不能纳谷，是似病不在血而在气，当与养血中兼调肝胃，但病关情志，须畅调摄方能奏效。

炒归身　炒白芍　野於术　醋青皮　广木香　茯苓神　黑枣仁
远志肉　左金丸　麦冬肉　潞党参　谷麦芽　制半夏　生枳实　黑
全沉香　炒粉丹皮

痢　疾

潘左　由泻转痢已延两候，脉象软细而数，胃不纳谷，已属正气被困，而脐下胀痛不减，舌苔黄浊而干，所蕴之湿浊仍觉留滞不化，气弱邪留，调治最难顺手。姑与调气疏邪，俾得疏达为倖。

---

① 竹竹青：疑为"竹二青"之误。

大豆卷　炒枳壳　楂肉炭　白杏仁　西砂仁　煨木香　赤白苓
炒青皮　台乌药　白蔻米　海南子　沉香曲　焦六曲　陈粳米蝐[①]
鲜藕节

疟　疾

葛　疟邪陷入营分，形寒内热，脉数，盗汗，前患咳嗽虽减，
而尚有微呛。病历一载，营阴虚损已甚，尚有宿邪留恋，调治颇难
着手，更兼周岁未届，过苦过辛之品似属忌用。前人谓养阴即以泄
热，乃邪少虚多之治，兹仿此意立方，以观其验否。

炒生地　归身炭　软白薇　炒丹皮　左牡蛎　细青蒿　生鳖甲
炒白芍　紫菀肉　川百合　南沙参　淡黄芩　枇杷叶　扁金斛　茅根肉

疟　疾

颜右　素体营不和，近患疟疾，肝脾兼病，据述经停一载，而
无瘀阻见证，想由营血涩少所致。近日纳谷胀闷作痛呕，中土为木
气所乘，脾胃受戕，先与泄木和脾，疏通气分为则。

全当归　东白芍　制香附　广陈皮　醋炒半夏　细桂枝　紫丹
参　西砂仁　陈香元　醋炒小青皮　左金丸　云茯苓　真於术　姜
竹茹　醋炒川楝子肉

疟　疾

谢左　病情如瘅疟，但轻重间作，每至三日而重，热渴愈甚，

---

① 蝐：疑为"屑"之误，按"粳米屑"为常用处方写法，清·林佩琴《类证治裁·卷
　之七·淋浊论治》"淋浊脉案"："贡淋症愈而忽发……同研末，加粳米屑调服，
　日二次，食进而足亦健步。"

此伏邪内留于骨髓，得新邪之搏击而发，久延不已，阴液耗烁，其病邪之行度与三疟相同，治法亦当仿此而变其味。

西洋参　细生地　细柴胡　玉泉散　粉丹皮　细青蒿　软白薇　左牡蛎　新会皮　老姜衣　姜汁炒肥知母　盐水炒怀牛膝炭　酒炒粉归身　京元参　川石斛　竹叶心

疟　疾

蒋左　向患疟瘕，肝脾偏虚，近因时邪乘机袭入，寒热日作，腹痛便溏，脉象左弦细，右虚弱，舌苔干黄而晦。正虚邪恋，兼挟食滞，病机颇深。姑先和脾泄邪，俟新感稍松再商。

桂枝炒东白芍　酒炒淡子芩　软白薇　炒小青皮　南楂炭　枳实炭　炒丹皮　广陈皮　当归须　生鳖甲　老姜皮　细青蒿　茅根肉　川石斛

关　格

蒋右　胸脘痛胀，不能纳谷，大便坚燥成粒，关格之状已露其端，此证必有瘀痰瘀阻于中胸，不尽在无形之气也。姑拟疏气降胃，化痰导瘀，冀其渐得松动之机。

吴萸汁拌炒细川连　姜汁炒瓜蒌皮　醋炒延胡索　酒炒川楝子肉　醋煅瓦楞子壳　小枳实　法半夏　当归尾　紫丹参　厚朴花桂枝尖　姜竹茹　檀降香　桃仁泥　火麻仁　郁李仁　光杏仁

产后中风

叶右　产后冒风，引动在里伏邪，壮热，有汗不解，咳促痰多，经旬不退，其少腹痛块，引及左胯，乃瘀血阻于经络，与热邪互相并结所致，舌质干板绛，苔色灰浊，脉神数急，左部尤浮，营热燔灼，急须清化。兹拟肃肺清营，疏瘀化热之，以冀相与有成耳。

鲜生地<small>生姜一钱打烂，再同生地打，和炒至微黑色</small>　醋炒延胡索　炒丹皮　鲜南北沙参　炒归尾　酒炙丝瓜络　广橘络　长牛膝<small>红花六分，酒煎拌炒</small>　生打紫蛤壳　陈益母草　桑白皮　旋覆花　白薇须　枇杷叶

另炙乳没、川山甲、西珀屑共为细末，作丸，吞服。

咳　嗽

柳<small>左</small>　咳嗽痰红，内热脉数，营阴虚损已甚，而胃纳不旺，大便溏泄，有上损及中之象。拟养阴肃肺，培土生金，两法兼用，但木火司令，肺金不胜内热之燔灼，是则可虑者耳。

北沙参　天麦冬　小生地　川贝母　软白薇　川百合　东白芍　紫蛤壳　炙黑草　怀山药　枇杷叶　毛燕窝　紫菀肉　牡蛎粉拌炒陈阿胶

咳　血

钱<small>左</small>　胸前板窒，咯血瘀紫，脉象两关弦硬而数，肝火内动，络血沸溢[1]，胃中痰浊亦蕴热上蒸，肝胃同病，肺金最易受戕[2]。拟方泄肝清胃，肃肺和络之法。

羚羊片　细生地　东白芍　归须炭　粉丹皮　旋覆花　川百合　茜根炭　广郁金　煅牡蛎　川石斛　白苡米　枇杷叶　竹二青　软白薇

---

① 沸溢：《柳宝诒医案·咳血》李案作"外溢"。
② 肺金最宜受戕：《柳宝诒医案·咳血》李案作"须防肺金内伤"。

呕 哕

陈右　肝木乘中，腹痛作呕，新产奇脉不充，冲脉之气因之上逆，遂致胸脘撑胀，上及于嗌，脉来左关浮弦而数，巅痛项强，风木之化火，郁而上升。治当泄木和胃，兼平冲脉之气。

醋煅代赭石　旋覆花　醋炒制半夏　黑山栀　粉前胡　象贝母　杭菊炭　盐水炒黑长牛膝　醋炒小青皮　土炒东白芍　醋炒川郁金　香元皮　木蝴蝶　姜汁炒川楝子肉　醋煅瓦楞子壳　生枳壳

痃 癖

吴幼　腹胀筋青，脉弦细而数，胁左结痃，病因肝木郁陷，脾气阻结，湿郁化热，木郁化火，窒闭不达，中阳抑遏不伸，虽在髫年①，而病挟情志，调治颇非易易，姑拟疏木和中法。

酒炒川楝子肉　醋炒延胡索　细桂枝　左金丸　醋炒小青皮　炙鸡内金　土炒白芍　广陈皮　茯苓皮　姜汁炒黑栀仁　生於术　细川雅连②

另小温中丸，每服三钱。

再诊：前进疏木清湿，腹胀减而复作，脉形虚弦无力，此由中气受伤，脾土无自立之权，故病势旋平旋发。拟从前法中参用培益中阳之品，标本兼治，为善后之计，庶几可图。

炮黑干姜　酒炒川楝子　醋炒川郁金　桑白皮　川桂枝　姜汁炒

---

① 髫（tiáo，音条）年：童年，唐·李端《江上逢司空曙诗》："共尔髫年故，相逢万里余。新春两行泪，故国一封书。"

② 细川雅连：即川黄连，产于四川雅州（今雅安等地），品质佳，故称雅州连，简称雅连，因其细长弯曲为其外在特征之一，故称细川雅连。清·吴仪洛《本草从新·草部·黄连》："黄连种数甚多，雅州连，细长弯曲，微黄无毛，有硬刺。"

黑栀仁　土炒大白芍　竹二青　醋炒小青皮　茯苓皮　方通草　陈香元皮　广陈皮　野於术　左金丸　广木香

咳　嗽

苑姐　肝气不和，窒及营血，始则块撑作痛，渐至内热咳嗽，病延一载，神倦音破，此热久伤阴，由肝脾而并及肺胃，势有入损之虑。治当和营畅气，清养肺胃。

东白芍　炒归身　炒丹皮　生蛤壳　鲜南沙参　青蒿子　软白薇　醋延胡　川楝子　黑稽豆衣　霍石斛　沉香曲　竹二青　川百合　炙马兜铃

肝　风

戴左　肝火为湿痰所搏，化为内风，腹震肢痉，左半头晕，悉属风木震动之象，而口常甜腻，是为湿浊内阻之征。治之之法，滋腻之品似宜酌用，仿温胆法，佐以清泄木火[1]。

盐半夏　白茯苓　广陈皮　刺蒺藜　炒丹皮　细川连　东白芍左牡蛎　羚羊角　生枳实　黑山栀　佩兰叶　生苡米[2]　竹二青　软白薇

淋　浊

章左　湿浊中壅，相火不得疏越，两便均觉痛涩，而小溲硬痛尤甚，脉象浮弦数硬，舌苔白腻，咳痰带黄，溺后[3]带血，皆浊热蒸

---

① 清泄木火：《柳宝诒医案·肝风》郭案一诊作"清木熄风"。
② 生苡米：《柳宝诒医案·肝风》郭案一诊作"生熟苡仁（各）"。
③ 溺后：《柳宝诒医案·淋浊》陈案作"小水"，可参。

之蕴之象。当疏泄郁火为主，取通则不痛之意。

鲜生地　粉丹皮　黑山栀　童木通　酒炒川黄柏　海金沙　萹蓄草　当归尾　西砂仁　酒炒牛膝梢　车前子　盐半夏　淡竹叶淡灯心　生甘草梢

咳　嗽

蒋_左　阴气不充，邪机易于留伏，偶感微邪，与里热相合，形寒灼热，咳嗽气促，肺胃被其燔灼，阴气愈耗。当与养阴泄热，清肺彻邪法。

细生地　粉前胡　象贝母　炒丹皮　南北沙参　川石斛　淡黄芩左牡蛎　黑荆芥　老枇杷叶　细青蒿　软白薇　茅根肉　旋覆花

经　带

陈_右　癸水逾期不通，少腹块痛，病在奇脉，屡经攻克，肝脾两伤，脉形虚数，内热少纳，转见营损之象，所谓实病未已而虚证复起者是也。当与循经按络，通调奇脉。

炒当归　炒白芍　川续断　酒红花　制香附　醋延胡　桃仁泥橘络核　软白薇　蒲黄粉　五灵脂　川楝子　降香片　紫丹参　吴萸汁炒牛膝

痛　经

华_右　奇脉隶于肝，以肝主血也^①。经来少腹滞痛，木气下陷，

---

① 奇脉隶于肝，以肝主血也：言肝与奇经八脉的密切关系，清·叶天士《临证指南医案·卷九·调经》："八脉隶乎肝肾。一身纲维，八脉乏束固之司……显是肝肾至阴损伤，八脉不为约束……"

则营络室滞，周身筋络牵掣，以肝主筋也。脉象虚弦，以和肝为主，佐以温通营络法。

醋延胡　紫丹参　炒白芍　川芎炭　广橘络　酒炒陈木瓜　桂枝汁拌炒丝瓜络　吴萸汁拌炒牛膝　老乌药　酒炒川断肉　酒炒全当归　醋炒细青蒿　盐水炒厚杜仲　醋炒小青皮　楂肉炭　鲜夜交藤连膈胡桃肉

崩　漏

蒋右　先经停而后崩漏，腰脊酸疼，此由奇脉不调，冲任不固，其头晕、少纳，肝胃不和。当固摄奇脉，兼调肝胃。

归身炭　生地炭　西砂仁　川断肉　土炒大白芍　盐水炒厚杜仲　醋炒小青皮　蒲黄粉拌炒阿胶　广木香　醋炒川郁金　杭菊炭　盐水炒菟丝子　金毛狗脊　乌贼骨

鲜藕煎汤代水。

再诊：崩漏之后，肝血必虚，其头晕，嘈绞，乃肝阳扰胃之病。脘块攻撑，木气不和也。腰酸，带下，中虚气陷也。治当调补肝脾，固摄奇脉为主。

生於术　归身炭　生白芍　石决明　大生地炭　茯苓皮　刺蒺藜　乌贼骨　川郁金　茜草根炭　银杏肉　厚杜仲　春砂仁　菟丝子　炒粉丹皮

类　中

张右　年高之体，气血两衰，风邪乘扰，筋脉①枯窒，肢指肿

---

① 筋脉：《柳宝诒医案·类中》马案作"经脉"。

痛[1]，牵掣不舒，左半为甚，脉象弦中带数，此由风动血少[2]，有愈引愈深之势。兹仿历节痛风治法，以养血滋肝，通筋熄风为主。

川桂枝　广橘络　刺蒺藜　石决明　酒炒全当归　赤白芍　炒丹皮　宣木瓜　左秦艽　酒炒小生地　首乌藤　姜汁炒竹茹　酒炒嫩桑枝　丝瓜络

咳　嗽

施左　时邪之后，余热留恋，郁于肺络，咳逆缠绵，兼作呕逆，肺病及胃，脉形虚数，内热痰黄，热久烁阴则阴伤[3]，咳久伤气[4]则浊壅，病在虚实之间。当先清肺胃，佐以养阴。

南沙参[5]　旋覆花　桑白皮　白苡米　陈瓜蒌　冬瓜仁　软白薇　炒丹皮　川贝母　紫蛤壳　细生地　川百合　黑栀仁　竹二青

咳　嗽

云左　咳痰已久，左脉细弦，右脉虚软而数，本属上损之象，惟舌质偏红，向晚内热，究有阴热熏内，熏致肺金失其清肃。拟方于肃肺中兼用清阴之法，所虑酷暑炎蒸，亢阳为害而增剧耳。

北沙参　小生地　紫蛤壳　白薇须　炒丹皮　云茯苓　大麦冬川百合　白苡米　竹二青

另以枇杷、青蒿、地骨皮露各一两冲服。

---

① 肿痛：《柳宝诒医案·类中》马案作"肿胀"。
② 此由风动血少：《柳宝诒医案·类中》马案作"气虚血少，引动内风"。
③ 阴伤：《柳宝诒医案·咳嗽》施案一诊作"津枯"。
④ 伤气：《柳宝诒医案·咳嗽》施案一诊作"肺伤"。
⑤ 南沙参：《柳宝诒医案·咳嗽》施案一诊作"南北沙参（各）"。

虚　损

张左　失血之后，脉虚细浮[①]数，寒热咳促，不能平卧，已属上损之候。刻下胃纳不佳，肢尖微肿，有中气虚馁之虑。用肃肺培中法，冀其中土渐旺，脉数渐退，方是可治之机。

北沙参　制於术　小麦冬　川百合　紫蛤壳　旋覆花　当归须　左牡蛎　广橘络　丹皮炭　生地炭　炙甘草　怀山药　枇杷叶　鲜藕节[②]

服三剂后，咳逆稍减，去旋覆花、归须，加白芍、阿胶；胃纳稍旺，加炒潞党参三钱。

咳　血

周左　痰咳带红，右脉虚数，左脉按之较大，是阴虚有火，营络不安之象，但肌肤甚热，舌心苔黄，兼挟伏邪内发，当于清营止血方内参以辛凉泄邪之意。

旋覆花　淡豆豉　丹皮炭　当归须　粉前胡　瓜蒌皮　紫蛤壳　大连翘　淡子芩　广橘络　枇杷叶　大杏仁　广郁金　川通草　鲜生地薄荷同打

健　忘

姜右　健忘恍惚，自觉心无把握，不能应事，脉形小数而糊，

---

① 浮：《柳宝诒医案·虚损》秦案无此字。
② 鲜藕节：《柳宝诒医案·虚损》秦案作"藕汁"。

病历一载，眠食如常①，时复②耳鸣头眩③，显系木火挟痰涎，乘惊恐之气上蒙灵窍。拟仿千金定志丸，增入豁痰清肝之品。

西洋参　辰茯神　净远志　广郁金　白明矾　羚羊角　陈胆星　鲜菖蒲　紫苏叶　飞黄丹　明天麻　白蒺藜　沉香片　天竺黄　荆竹沥　滁菊花　合欢皮　生甘草　川连汁拌炒净枣仁

上药收膏，每晨开水冲服。

痰　饮

杨左　服药后咽喉胀痛较减④，舌蹇亦和，所蕴之痰热渐能清澈，但右关脉数大不静，舌上多浊涎，究系胃府中痰热留恋⑤，所谓火虽熄而器犹热也。拟用清⑥甘凉清胃为主，佐以化痰泄热。

鲜生地　制姜蚕　淡子芩　肥知母　鲜石斛　京元参　净海粉　粉丹皮　小麦冬　益元散　淡竹叶　黑栀仁　川贝母　盐水拌烘广橘红

疟　疾

方右　久疟结痞，肝脾两伤，肝伤则筋失所养⑦，脾虚则湿火下注，足踝以下红肿不能着地，三阴经气俱虚，邪机流注，断非旦夕所能取效也。

---

① 眠时如常：《柳宝诒医案·神志》方案作"卧食不安"。
② 时复：《柳宝诒医案·神志》方案作"时觉"。
③ 头眩：《柳宝诒医案·神志》方案作"头晕"。
④ 服药后咽喉胀痛较减：南中医油印本"伏温"赵案作"咽间胀痛较减"。
⑤ 究系胃府中痰热留恋：南中医油印本"伏温"赵案作"胃府中留热未净"。
⑥ 清：疑为衍字，本句南中医油印本"伏温"赵案作"用甘凉清胃为主"。
⑦ 肝脾两伤，肝伤则筋失所养：《柳宝诒医案·疟疾》柳案一诊作"肝脾两伤，则精失其养"。

酒炒左秦艽　生於术　生鳖甲　酒炒川怀牛膝　生甘草　酒炒粉丹皮　酒炒东白芍　土炒归身　土炒怀山药　潞党参　细柴胡酒炒白苡米仁　酒炒川黄柏　嫩桑枝　酒炒丝瓜络　炙鸡内金

疟　疾

王左　由疟疾而为面浮腹胀，唇干舌灰[①]。疟来时，脘绞呕泄，里伏之邪未澈，而复停食滞[②]，脾气重伤，积热内蕴，胃气亦逆，病恐延久致剧。姑与运脾和胃，仿谷鼓法。

制中朴　枳实炭　菔子炭　连翘壳　淡子芩　细青蒿　炒白芍大腹皮　茯苓皮　川通草　鸡内金　焦六曲　竹二青　制半夏　黑山栀

瘕　癖

孙右　腹右瘕聚，即属肝气内结之病，木结化火则为寒热汗，脾土受克则为胀闷，其内热带下，腰痛诸病，脾营虚陷所致。刻下论治当先疏肝和脾，俟撑胀稍松再图治本。

醋炒制香附　紫丹参　川郁金　吴萸汁拌炒白芍　阳春砂仁炒黑全当归　潼刺蒺藜　醋小青皮　木蝴蝶　煨木香　鸡内金　菟丝子饼　醋川楝子

瘕　癖

赵右　肝木不调，左腹结痞，久而营气渐弱，气散火升，为眩

---

① 唇干舌灰：《柳宝诒医案·疟疾》盛案一诊作"唇燥舌干"。
② 食滞：《柳宝诒医案·疟疾》盛案一诊作"食积"。

晕、惕瞤、嘈杂、脘胀，皆风木伤中之象，最虑中气日削，渐成腹满之候。姑拟和木之熄风，培中畅气。

黑归身　炒白芍　煨木香　刺蒺藜　春砂仁　茯苓神　广郁金　竹二青　制首乌　煅决明　小麦冬　沉香片　吴萸汁炒细川连　黑稆豆衣　青盐半夏　炙黑草

崩　漏

许右　崩漏不止，腹胀色浮，肝脾同病[①]，失藏统之职，致血不归经，转为瘀滞，而肝燥化风，兼见头晕[②]，或通或涩，均属碍手。姑与统摄[③]法。

归身炭　东白芍　茜草炭[④]　茯苓神　生於术　乌鲗骨　丹皮炭　煨木香　紫丹参　荷叶炭　稆豆衣　石决明　西砂仁　元眼肉　鸡内金

遗　精

郭左　中气不足，湿痰易聚[⑤]，脉象左部弦数，时有梦遗，此木火为湿所阻，不能疏越而陷注耳。黄氏[⑥]谓：土湿水寒，则木气不荣，郁陷生火。与此症病机却合，即仿其法。

潞党参　野於术　云茯苓　广木香　大白芍　淡干姜　丹皮炭[⑦]　广陈皮　左牡蛎　建莲子　盐水炒川黄柏　盐水炒春砂仁　盐水煅

---

① 同病：《柳宝诒医案·妇人》归案一诊作"两病"。
② 头晕：《柳宝诒医案·妇人》归案一诊作"眩瞀"。
③ 统摄：《柳宝诒医案·妇人》归案一诊作"通摄"。
④ 茜草炭：《柳宝诒医案·妇人》归案一诊作"茜草根"。
⑤ 聚：《柳宝诒医案·遗精》柳案一诊作"蒙"。
⑥ 黄氏：《柳宝诒医案·遗精》柳案一诊作"黄坤载氏"。
⑦ 丹皮炭：《柳宝诒医案·遗精》柳案一诊作"丹皮"。

瓦楞子壳　青盐半夏　盐水炒菟丝子

黄　疸

岳左　湿热留恋营阴，蒸郁不化，偶因感冒，寒热频作[1]，多汗色黄，肢倦乏力[2]，病邪藏伏深久，营气内馁，不能外托[3]，所以病历两载，漫无愈期。拟方清泄营中邪热。

细青蒿　西茵陈　淡黄芩　赤茯苓　建泽泻　炒丹皮　白薇须广郁金　炒白芍　黑山栀　广陈皮　川通草　姜汁炒苡米　生熟神曲

类　中

邹左　湿痰阻滞，经络之气窒而不通，形体特丰，左半肢节麻痹无力，头晕[4]少纳，脉来浮弦滑数，中气不化，痰蕴风生，病历一载，调治不易见效。

细桂枝　生於术　刺蒺藜　白芥子　制半夏　煨天麻　滁菊炭[5]首乌藤　石决明　广陈皮　炒归身　嫩钩钩[6]　广橘络　丝瓜络　炙甘草

另指迷茯苓丸，每服三钱，开水送下。

咳　逆

严左　经治后，咳逆较平，内热亦减，唯脉象浮数不静，痰色

---

① 频作：《柳宝诒医案·黄疸》钟案作"并作"。
② 乏力：《柳宝诒医案·黄疸》钟案作"无力"。
③ 外托：《柳宝诒医案·黄疸》钟案作"托邪"。
④ 晕：原作"运"，据《柳宝诒医案·类中》徐案改。
⑤ 滁菊炭：《柳宝诒医案·类中》徐案作"滁菊花"。
⑥ 嫩钩钩：即嫩钩藤，王一仁撰《饮片新参（上编）》："钩藤钩，又名嫩钩钩。"

仍黄，肺络中浊热阻结，一时不克清化，但肺为娇脏，痰热所蒸，脏阴被烁，恐难恢复。拟方清养肺阴为主，佐以和络，化其痰热。

大生地　西洋参　冬瓜仁　紫蛤壳　马兜铃　南沙参　扁金斛京玄参　炒丹皮　枇杷叶　青芦管　忍冬藤　白苡米　合欢皮　白薇须

失　音

蔡左　夏间陡然失音，此由肺有伏热，为外凉所束而然。刻下音虽清亮，而喉中不爽，右脉软涩，肺脏受伤，失其清降之常，致痰热内壅，不能清化。当与疏化润降法。

款冬花　净紫菀　白苡米　川百合　马兜铃　苦桔梗　桑皮叶川贝母　生甘草　紫蛤壳　小麦冬　枇杷叶　竹二青　冬瓜仁　青芦管

伏　温

胡左　先胸痛而后咳逆，痰色瘀紫，内热色浮，脉象浮数而弦，病属温邪伏于肺经，血络受灼，缠绵日久，瘀热未清，而金体已伤。际此木火司令，恐其增剧，先与清营涤热，培养肺金。

薄荷叶同打鲜生地　粉丹皮　白苡仁　冬瓜仁　鲜沙参　大桃仁　赤茯苓　粉前胡　紫菀肉　紫蛤壳　枇杷叶　忍冬藤　嫩芦根　茅根肉

风　温

洪右　风温袭于阴分，新寒外束，邪恋不解，咳逆苦浊，腰胁引痛，暮热肢麻，鼻流清涕，热蕴寒束，肺胃上逆。治当清阴泄邪，肃降肺胃。

炒归身　苏子叶　粉前胡　紫菀肉　白苡米　南沙参　旋覆花广橘络　黑山栀　刺蒺藜　甘菊花　薄荷叶　牛膝炭　茅根肉　枇杷叶

内伤发热

龚左　热来间日剧发，有汗不解，热恋不清，已旬日矣。顷诊，脉象浮数而弦，舌腻微黄，大解不畅，中宫湿浊积滞，挟热邪而发，脘闷呕恶，邪由募原，连及胃府。当与芳香疏达，兼佐清胃导滞之法。

广藿梗　海南子　白杏仁　连皮苓　白扣仁①　制川朴　生枳实大豆卷　块滑石　炒知母　全瓜蒌　广陈皮　淡黄芩　细青蒿　鲜荷叶

痉　病

朱左　发热三日，牙关紧闭，呼之不应，手足拘挛，指掣直视，舌苔白腻，脉数如喘，大便不行，小溲不利，此邪伏于里，为痰浊郁遏，不得外达之象。先宜芳香开郁，宣通痰浊，俾得外达，可许无不测之变。

广藿梗　淡豆豉　广郁金　生枳实　白杏仁　连翘心　细川连薄荷叶　淡黄芩　陈胆星　羚羊角　嫩米钩②　石菖蒲　姜竹茹　制半夏

---

① 白扣仁：即白蔻仁。
② 嫩米钩：即嫩钩藤。

另玉枢丹磨汁，冲服。

伏　温

彭左　发热少汗，伏邪发于表也。口渴，舌黄尖红，热邪郁于里也。指掣，脉数，头晕，邪在经也。大便不行，小溲不利，中焦邪积未化，气机不畅也。当先辛凉达邪，疏化气机。

炒丹皮　白杏仁　炒枳实　赤猪苓　薄荷叶　细青蒿　滁菊花　瓜蒌皮　嫩钩钩　茅根肉　淡豆豉　黑山栀　块滑石　川通草　软白薇

风　温

薛左　风温之邪恋于肺胃，引动木火，致肝络之气有升无降，内热气升，痰红、鼻衄，脉象浮细而数，舌中苔浊，见于阴虚之体，殊非所宜。姑拟和络清肝，泄降肺胃。

南沙参　旋覆花　淡黄芩　炒丹皮　黑山栀　鲜金斛　紫蛤壳　桑皮叶　白苡米　杭菊花　茅根肉　枇杷叶　广橘络　粉前胡　冬瓜仁

痢　疾

朱左　由泻转痢，脾传肾证也。久而不止，肾气必伤，面垢中滞，腹痛，缘因兜涩太早，下焦邪积内恋，不得疏泄。诊脉细弱，元气亦虚。但虚者已虚，而实者仍实，图治之法，不未便过为滋补，亦不可过于消导，惟有温肾调气中兼以疏泄之意。

西洋参　野於术　春砂仁　车前子　建泽泻　煨木香　潼沙苑

生牡蛎　菟丝子　赤白芍　川黄柏　炒枳壳　南楂炭　干荷叶　炒杞子　焦六曲

疟　疾

王_右　三疟经久不止，阴气必伤，近增内热，咳嗽吐红，则损及于肺矣。脉来虚数，形神两瘁，阴损热灼，宿邪留恋，此为虚实相错，最难调治。兹于前方再为扩充。

细生地　炒归须　东白芍　左牡蛎　生鳖甲　小麦冬　软白薇川百合　白苡米　大杏仁　炒青皮　细青蒿　枇杷叶　茅根肉　炒丹皮

聤　耳

苏_左　便血后，两目失光，或作或否，此营中必有余热不尽，由乎虚也。近复耳肿流脓①，风热上攻之象，脉数，舌红，阴液久耗之征。当养阴而兼清泄，是为正治。

细生地　川石斛　西洋参　黑山栀　制马料豆　晚蚕沙　刺蒺藜　滁菊花　夏枯草　黑稆豆衣　炒丹皮　软白薇　东白芍　南沙参　鲜竹二青

另服磁砆丸三钱，嫩钩钩汤送下。

痰　核

刘_右　右半体经筋络不舒②，腋下痰核成串，肤黄③内热，病起产

---

① 近复耳肿流脓：《柳宝诒医案·诸窍》童案作"耳腔流脓"。
② 经筋络不舒：《柳宝诒医案·痰核》季案作"经络不和"。
③ 肤黄：《柳宝诒医案·痰核》季案作"肌黄"。

后[1]，营气阻窒，营络与中气交病。当与养营和络，缓缓通调。

全当归　川芎炭　丝瓜络　刺蒺藜　生枳壳　桑寄生　左秦艽　川独活　首乌藤　广郁金　姜半夏　象贝母　姜竹茹　大白芍　炒丹皮

鼻　渊

河左　胆火上升，脑液被烁，则流浊涕，而阴分即由此暗[2]伤。内热神倦，脉数，少纳，木气受病，生生之气不营也。治当清木养阴。

黑山栀　炒丹皮　夏枯草　广陈皮　东白芍　云茯苓　生甘草　左牡蛎　软白薇　炒苡米　刺蒺藜　竹二青　炒辛夷　川连汁拌炒黑枣仁

另藿香头、生甘草、黑栀仁共研细末，用猪胆汁拌丸，青黛为衣，分十服，空心，开水送下。

脘腹痛

程右　少腹响痛，由下而上，时作时止，发则形寒内热，据述起于产后，想是寒气集于下焦，营分阻窒，奇脉不和，近腹大滞痛，病涉肠腑矣。治之之法，当以温通营气为主。

川桂枝　炒白芍　紫丹参　广木香　老乌药　炒丹皮　软白薇　牛膝炭　醋青皮　醋延胡　小茴香煎汁拌炒黑全当归　胡桃肉　淡吴萸　陈佛手

---

① 病起产后：《柳宝诒医案·痰核》季案在此句前有"营络与中气交病"一句。
② 暗：《柳宝诒医案·诸窍》贾案一诊作"而"。

痃 癖

吴右 腹块撑痛，将及半载，痛引经络，气窒血阻。凡痃痛历久化热，亦能壅而成脓，脉象细数，形寒内热，痛势着于左旁。仍从前意，畅气通瘀，疏调营络，取通则不痛之例。

炒归尾　醋延胡　制香附　桂枝尖　醋炒金铃肉　粉丹皮　广橘络　宣红花　檀降香　紫苏细梗　赤白芍　大桃仁　丝瓜络　炙乳香　鲜竹二青

痃 癖

陈右 脘块胀痛，上呕则呕吐痰涎，下则便瘀黑，舌苔白晦，中气虚寒，肝木郁化为火，又非纯用温燥所宜，调治颇难措手，姑两和之。

淡干姜拌炒细川连　醋炒制半夏　土炒白芍　醋炒川郁金　酒炒川楝子肉　醋炒小青皮　桂枝　紫苏叶　姜汁炒黑栀仁　乌梅肉炭　生枳实　醋煅瓦楞子壳　干石菖蒲根　炙甘草　鲜竹茹

肝 火

钱左 心阴虚而心火①亢，君火动则相火随之，火僭于上，君主无权，灵明之府失其主持，所谓明淫心疾②是也。用清养心阴，泄降

---

① 心火：《柳宝诒医案·肝火》俞案作"心阳"。
② 明淫心疾：君火之火太过为病，语见《左传·昭公元年》："天有六气，降生五味，发为五色，征为五声，淫生六疾。六气曰阴、阳、风、雨、晦、明也。分为四时，序为五节，过则为灾。阴淫寒疾，阳淫热疾，风淫末疾，雨淫腹疾，晦淫惑疾，明淫心疾。"清·马印麟《瘟疫发源·五运六气瘟疫发源》释"明淫心疾"言"君火之火太过"。

相火之法。

西洋参　紫丹参　小麦冬　炒丹皮　软白薇　京元参　生龙齿
左牡蛎　白茯神①　柏子仁　细生地　黑栀仁　竹叶心②　东白芍

另天王补心丹③一两，磁珠丸三钱，和匀，每服三钱，辰④灯心
汤送下。

脘腹痛

温右　脘腹痛，久而不愈，脾气不舒，湿热交阻之象。面黄，
脉弱，舌色嫩红，不特脾阳受困，抑且胃阴亦伤矣。调治颇难，姑
与疏调中气。

东白芍　炒枳实　春砂仁　鸡内金　生甘草　南楂炭　焦六曲
川石斛　云茯苓　炒於术　干姜汁拌炒细川连　炒香谷麦芽　醋炒
小青皮　青盐半夏　延胡索　苡米仁

肤　胀

黄右　肤胀属乎脾肺，而此症气由上逆撑及乳项，坟起有形⑤，
纳谷胀闷，病因肝气上逆，肺胃不得舒降。治与寻常浮肿不同，用
疏肝降气法。

东白芍　陈木瓜　黑栀仁　白芥子　醋炒小青皮　广郁金　桑
白皮　广橘络　川贝母　姜汁炒蒌皮　旋覆花　苏子梗　白杏
仁　磨沉香　姜汁炒竹茹

---

① 白茯神：《柳宝诒医案·肝火》俞案作"朱茯神"。
② 竹叶心：《柳宝诒医案·肝火》俞案作"淡竹叶"。
③ 天王补心丹：原作"天黄补心丹"，据《柳宝诒医案·肝火》俞案改。
④ 辰：《柳宝诒医案·肝火》俞案无此字。
⑤ 坟起有形：言局部胀起有形，清·段玉裁《说文解字注·卷十三》："土之高者曰坟。"

痢疾 拟吕文清休息痢证①

谨查休息痢一症，其故皆因余邪未尽，早服兜涩之药，或早食荤油酸敛之物，致余垢留匿于大肠曲折之处。人之津液气血流行输贯，每至其处即留滞于此，蒸化而为垢，伤气液者化为白垢，伤营血者化为红垢。凡经年累月垢下已多，而其中仍不能尽者即此故也。调治之法门径虽多，不外分虚实两端，此病因余垢未尽而起，本无纯虚之证，不过因痢久正虚，或弱质，或年老，正实少虚多者②，苟得温养脾胃③肾，扶助正气，则气④一旺，余邪不能留⑤，此治虚之一端法也。其实者，或因寒积，或因湿热，或因痰瘀，凡肠中稍有阻塞，即能致斯⑥。治之者，寒积用温化，湿热用清泄，痰瘀用攻消，但总须用丸剂缓缓化之，与初痢之可用煎剂荡涤者不同。俟宿垢一尽，即随用培补以善其后，否则中气虚陷，身中一切病邪均易下注，每有积垢已清而滞痢仍不能止者，职是故耳。更有消补兼施之法，一面扶正，一面祛邪。前贤有用补中益气或用四君、八珍等汤送下疏积导滞丸⑦，即此意也。此治实证之又一法也。

尊体向来多湿，前年痢疾想系湿蕴生热所致，特不知垢色何如，不能决其所伤者为气为血耳。鸦胆子即苦参子，濒湖《纲目》不载其能治痢疾，其惟赵恕轩《本草拾遗》盛推其治痢之功，其性味至为寒苦，寒⑧苦能燥湿，寒能泄热，服之而得效，其为湿热无疑矣。

---

① 拟吕文清休息痢证：《柳宝诒医案·痢疾》作"吕文清休息痢论治"，南中医油印本作"吕文清痢疾论治"。
② 正实少虚多者：南中医油印本作"邪少虚多者"。
③ 胃：南中医油印本无此字。
④ 气：南中医油印本作"气机"。
⑤ 余邪不能留：南中医油印本作"余邪自不能逗留"。
⑥ 斯：南中医油印本作"痢"。
⑦ 疏积导滞丸：南中医油印本作"疏积导滞之丸药者"。
⑧ 寒：疑为衍字，南中医油印本无此字，按"苦能燥湿"与后"寒能泄热"相对。

服法用①桂圆肉包之，空心吞下，或去油作丸，外加导气滞下行②之药，此因余垢邪留匿肠中③，非此不能恰到病所也。前投理中汤温补脾阳，而未免助热，归脾汤养血濡脾④，而不免助湿，其不能取效者或此故欤？愚见悬揣之：阁下病经两载，脾胃必伤，刻下既得暂止。无论内伏之湿热积⑤，清与不清，总以补中益气汤为主方，其有湿热未清，或复作痢，或粪后有余垢⑥，如红垢，病在血分，于煎剂外可间服驻车丸。如白垢，病在气分，可间服香连丸，或⑦戊己丸。如腹中作痛，加入木香、白芍。如此调理，凡寻常休息之痢可望向愈。设或久痢而致滑者、脱者，当兼固涩。久痢而伤及肾脏者，当用温补。此须别有见证可据，非凭空悬拟所可，是为定论也。病未一诊，路隔千里，而谈病议治，娓娓不已，阁下得毋笑其纸上谈兵，犹是书生积习乎？特以凤承挚爱，又不能奋飞至前，一抒愚悃，用敢以一知半解藉作刍荛之献，涉葟所之⑧，亦不自觉其狂直矣。伏冀采择而割正⑨之。幸甚，幸甚！

---

① 服法用：南中医油印本作"服法用圈圀者"。
② 导气滞下行：南中医油印本作"导滞行气"。
③ 此因余垢邪留匿肠中：南中医油印本作"食前空心服，此因留匿余邪必在肠中曲折之处"。
④ 脾：南中医油印本作"肝"。
⑤ 湿热积：南中医油印本作"湿积"。
⑥ 或粪后有余垢：南中医油印本作"或复有余垢"。
⑦ 或：南中医油印本无此字。
⑧ 涉葟所之：葟，yù，音育，藜，亦称"灰菜"，一年生草本植物，嫩叶可食。此为自谦之语。
⑨ 割正：南中医油印本作"训政"。

校后记

《惜余医案》由清末医家柳宝诒著。柳宝诒（公元1842~1901年），字谷孙，号冠群，江苏澄江（今江阴）人，学识宏博，医名尤著，为龙砂医家代表性人物，弟子盈百，且多有医名。柳氏著作颇丰，主要有《柳选四家医案》《温热逢源》《素问说意》《惜余小舍医案》等著作。

一、版本概述

《惜余医案》未见通行刊刻本，以抄本形式流传于世。《中国中医古籍总目》载苏州大学医学院图书馆藏《惜余医案》抄本，未见著录其他抄本。苏州大学医学院图书馆藏本封面题有"玩月轩主人抄录"，正文第一页有"惜余医案""宝诒柳冠群先生著"字样，说明此本非柳宝诒先生亲录之本。

后世医家张耀卿先生整理《柳宝诒医案》一书，言其资料来源于其收藏的柳宝诒先生医案三种抄本，即"一为《临证验案》，系门人方汝猳少纯选录；二为《惜余医案》，系惜阴主人录；三为《仁术志》，系门人徐同学迪候录"。我们不得见其底本，以其成书为参校整理过程中，发现苏州大学藏本与张氏所辑医案共有62个内容相同的医案。在此62案中存在如下几种情况：

1. 仅有个别医案的患者姓氏相同，绝大多数姓氏不同。

2. 苏州大学藏本中部分医案为张氏所辑医案的再诊或其他续诊病案。

3. 所附方药药味排列顺序均不相同，部分医案方药组成存在较大差异。

4.苏州大学藏本方药书写格式前后统一，遵古法，多三字一味，药味炮制及道地药材产地清晰。

5.苏州大学藏本中第9案"肝火"膏方及第66案"痕痕"再诊中缺少处方，以"方未见"与"此方未见"标明，张氏所辑医案存有处方。

南京中医药大学1958年内部油印有《柳宝诒医案》一书（简称"南中医油印本"），其中有3案内容与苏州大学藏本相同。此3案中有一案为张氏所辑医案不存，另两案均见于张氏所辑医案中，此两案中一案患者姓氏与张氏所辑不同，药味顺序及组成也均有所差异，另一案分别题为"吕文清痢疾论治"（南中医油印本）、"吕文清休息痢论治"（张氏所辑医案）。

今人陈正平等整理《惜余医案》出版，书中未交待版本出处，考全书内容与张氏整理《柳宝诒医案》内容基本一致，略有出入。由此也反映出《惜余医案》并非只有苏州大学医学院图书馆藏本，当另有多种抄本存世。

本次整理以苏州大学医学院图书馆藏本为底本，张耀卿先生整理《柳宝诒医案》及南中医油印本为参校本。由于张氏整理的《柳宝诒医案》及南中医油印本均为建国后早期出版的二次文献，因此在整理过程中原则上不作全文异同的通校。对于底本中出现的文句不通、漫漶不清或字词歧义等情况的，对照参校本予以出校说明。

二、学术特色简析

《惜余医案》为柳宝诒先生临证的医案实录，全书未经分门别类的系统整理，保持了较为原始的风貌。每案析理精当，理法方药完备，贯穿了柳宝诒先生的学术思想。

（一）伏气学说与运气思维

龙砂医家重视和善于运用《黄帝内经》运气学说，重视依据

《内经》《伤寒论》去研究和阐发温病病机治则。柳氏作为龙砂地区一代名医大家，其学术思想也深深体现出这一特色。《惜余医案》共记录医案140则，其中涉及温病案例约为34则。通过对案例的分析我们可以管窥柳氏在温病辨治方面的部分特色。

1. 重视伏气致病的论治

柳氏重视伏气之说，认为"伏邪随气而发，不知何经之动"，或由内而发，从阴从阳，入腑入脏，或因经气之虚而袭入，或因素有之病而夹发。故伏气发病，或因外感时邪引动，如论"风疹"言"风疹起于痘后，此由外来之风与血络中之伏热相搏而成，热藏于络不得疏彻"，论"产后中风"言"产后冒风，引动在里伏邪，壮热，有汗不解，咳促痰多，经旬不退"，论"失音"言"夏间陡然失音，此由肺有伏热，为外凉所束而然"，论"疟疾"言"病情如瘅疟，但轻重间作，每至三日而重，热渴愈甚，此伏邪内留于骨髓，得新邪之搏击而发"等；或因脏腑气机失常，引动伏气而发，以肝胆气机为主，如"伏邪乘肝阴之亏，即由厥阴而发"，"胆木化火"与所伏湿热之邪为患等；或伏气与痰湿积滞等相挟而发病，如"伏邪挟积缠绵不退，燔热化燥""伏邪挟痰积交阻，蒸蕴熏及营分""湿热之邪挟痰浊阻闭上脘，致肺胃之气均不通降，形同噤口"等。

因此在治疗上亦根据伏邪发病的不同，确定相应的治疗原则。在治疗中注意固护阴液及运气变化对疾病的影响，如提出"酷暑未退，且见泄泻，未可重剂填阴养。拟先用清肝肃肺，培土和中，一以迎秋金之来复，一以防余暑之蕴中，须俟秋高气爽，方可续进补剂""姑与清肝肃肺、培土纳肾之法，气阴两顾，扶过炎夏伤金之令，方可从长议治""兹值天气炎暑，经来如黄水，脾土渐壤坏，先与清调""拟养阴肃肺，培土生金，两法兼用，但木火司令，肺金不胜内热之燔灼，是则可虑者耳""病属温邪伏于肺经，血络受灼，缠绵日久，瘀热未清，而金体已伤。际此木火司令，恐其增剧，先与清营涤热，培养肺金"等不同治法原则。

2.运气思维自然寓中

纵观诸医案，运气思维自然寓于其中。一是治疗中注意结合运气变化对疾病的影响而制定治疗原则，如上所述；二是直接运用运气思维分析病因病机确定治则，如"心阴虚而心火亢，君火动则相火随之，火僭于上，君主无权，灵明之府失其主持，所谓明淫心疾是也。用清养心阴，泄降相火之法。"清·马印麟《瘟疫发源·五运六气瘟疫发源》释"明淫心疾"言"君火之火太过"；三是结合患者体质因素与运气特点分析发病机理，如"年方志学，而证象若此，想由禀质不坚，生发之气太速，木气过升，水不涵木，燥则生火，而上烁肺金，下泄肾髓，内耗营阴，三者均受其弊矣""向质阴虚木燥，今年春夏，木火偏胜，因致眩晕、耳鸣，风阳浮越""兹以木旺土虚之体，复挟湿热内伏，中气不克输化，温燥之剂殆与体质不合""老年正元先弱，不堪邪热之燔灼""得病七八日大解未行，腹痛拒按，阳明积滞未必无之，但年已望六，难免变生枝节耳""胆木化火内陷于中土亦能发黄，病发于土而根于木，与寻常之黄疸不同。况素有湿热，复挟曲蘖之性蒸于皮肤，淫于肌腠""风温之邪恋于肺胃，引动木火，致肝络之气有升无降，内热气升，痰红、鼻衄，脉象浮细而数，舌中苔浊，见于阴虚之体，殊非所宜"等。

（二）临证圆机活法，推陈出新

柳氏熟稔经典，尤重《内经》《难经》《伤寒》，其重视伏气之观点也是从诸经典中阐发而来，补叶桂、吴又可等诸贤之不足。柳氏临证中师法古贤，但能据临证之实际，推陈出新，如治小儿有"前贤谓稚年阳常有余，阴常不足，其实非阳之有余，乃阴气稚弱，不足以配阳，故转见为有余也。钱仲阳先生以六味主治，其意正为此耳，但此症兼有微邪，当先与养阴澈邪，疏化阴分之热，俟热退后，遵用古法治之。"指出小儿阴气稚弱不足以配阳，也可表现阳有余之象，治疗上注意标本缓急。又如治疗瘅疟"前贤用桂枝白虎汤专清阳明，此必有口渴、烦热等阳明热象，方与治法相合。兹症热来时头晕耳鸣，烦绞痉掣，全是厥阴热象，谅系伏邪乘肝阴之亏，即由厥阴而发，殆《内经》所谓伏邪随气而发，不知何经之动，正此旨也。但《经》言虽引其端，而前贤未尝推论及此，故无成法可临师。兹即仿桂枝白虎之意而变通之，一面清肝，一面泄邪。用古法者，正不必泥古方也"。遣方用药善于从古方化裁，遵制方之旨，临机活用，如治疗肝火"拟仿千金定志丸，增入豁痰清肝之品"。柳氏临证上宗内难伤寒，下涉诸家，理法不悖经旨，尊古而不泥古，推陈致新，济世活人，诚为后世之楷模。

（三）药物随证炮制

柳氏重视药物的炮制，一药在不同病案中，根据患者病机的不同，选择不同的炮制方法，精于以药制药，将不同药物的性能糅合于一体，使之气味化合，达到性味的相互补充相互制约作用，以切合于临床实际。例如瓜蒌仁以元明粉同打和，在清热化痰的同时增强其通泄之力；净枣仁以川连汁或猪胆汁拌炒，养心安神之际兼具清热泻火之力；鲜生地用薄荷同打，则是表里兼顾；细毛竹连炒大麦冬肉，增强其养阴清心之力；五味子干姜末同打，蜜拌，炙黑，增强温肾培脾之功；桂枝汁拌炒丝瓜络、桂枝炒东白芍、桂心煎汁拌炒川断肉等则是增强调营畅气之力；鲜生地同生姜打烂和炒、酒炒小生地、酒拌大生地、淡干姜炒黄连、吴萸汁炒黄连、干姜汁拌细川连、细桂心煎汁拌收细川连、姜汁炒竹茹等，皆是寒温互制或寒热互用之义；红花煎汁拌炒怀牛膝、盐水炒黑长牛膝、酒炒川怀牛膝、吴萸汁拌炒长牛膝等使诸药性味上下引导归经；阿胶用蒲黄粉拌炒，朱茯神、辰茯神等用朱砂、辰砂拌茯神等，可增强主药之功效；半夏一味则前后有法半夏、清半夏、姜半夏、醋制半夏、盐半夏及青盐半夏等不同炮制法，或约其毒性，或强其燥湿化痰之力，或制其燥性而护阴。

（四）煎药用水及服药方法随证制宜

柳氏注意煎药用水及服药方法的随证制宜。煎药用水有"鲜藕煎汤代水""阴阳水""益母草煎汤代水""鲜藕、荷叶煎汤代水"等不同用水。柳氏往往根据患者病情在嘱服煎剂的同时兼服丸散膏丹，而送服方法更是灵活多变，随证制宜，如治疗痉病"另磁珠丸五钱，孔圣枕中丹五钱，白金丸五钱，和匀，分五服，灯心汤下"；治疗虚损"另服琼玉膏四钱，临卧时枇杷汤送下"；疗胃脘痛"另服小温中丸三钱，广皮汤送下"；治疗咳嗽"另以枇杷、青蒿、地骨皮露各一两冲服"等不一而足。纵观诸案，柳氏辨证析理简练精当，用药审慎缜密，大中寓小，小中见大，细如单味药选药与炮制、煎煮用水、服用方法等无不关照。诚为现代医者所师法之楷模。

《惜余医案》仅为柳氏临证医案实录的一小部分，但是从中我们可以看到其临证圆机活法，辨证精当，遣方用药匠心独运，对于后世学者具有重要参考价值。

校注者

2018 年 12 月